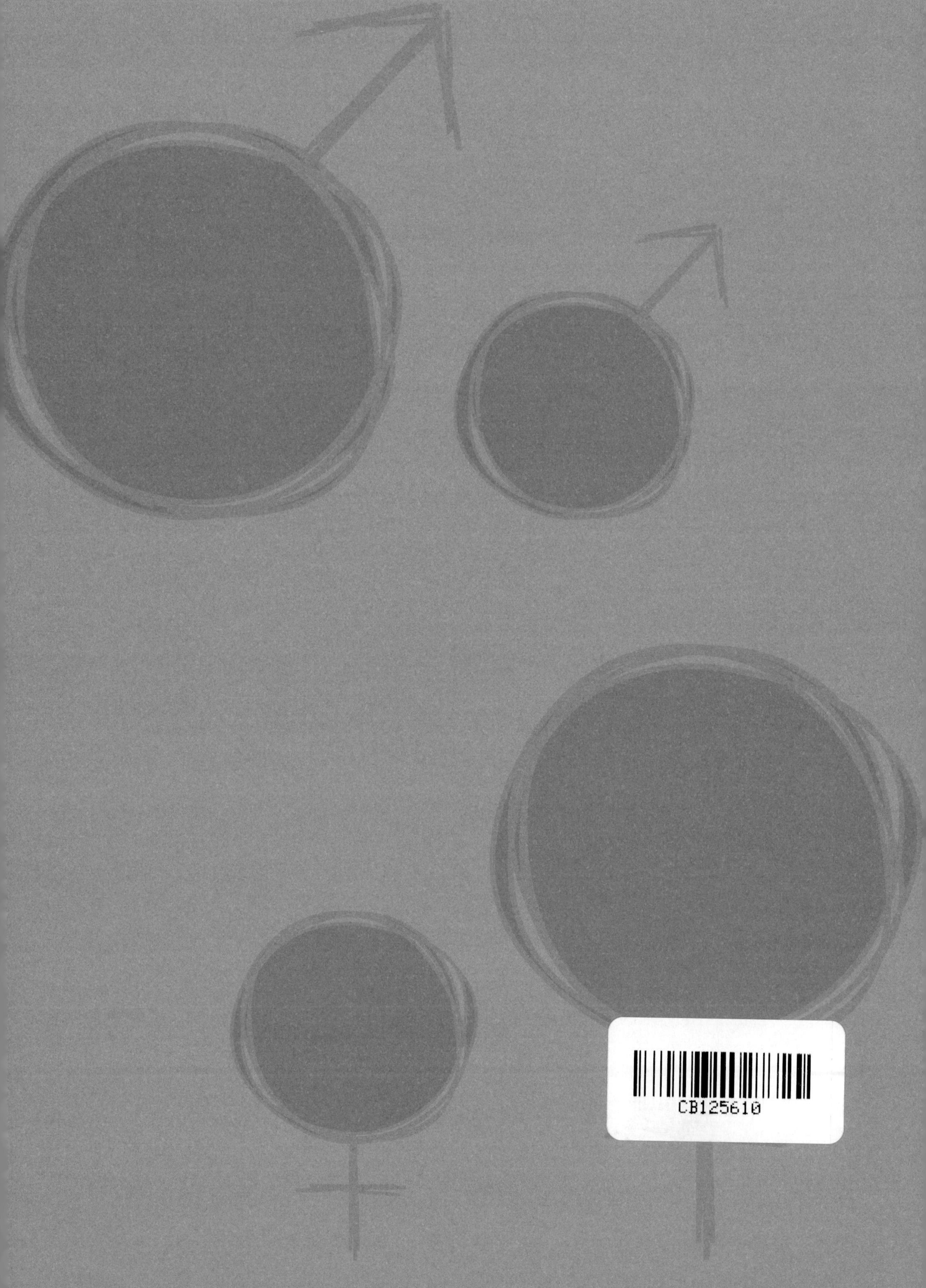

Filhos

adolescentes – de 10 a 20 anos de idade

dos pediatras da Sociedade Brasileira de Pediatria

para os pais

Ilustrações de capa e miolo: Suppa

Design gráfico e diagramação: De Tudo Um Pouco – by Eduardo Reyes

Consultoria: Patrícia Vieira Spada

Dados Internacionais de Catalogação na Publicação (CIP)
(Câmara Brasileira do Livro, SP, Brasil)

Filhos : adolescentes : de 10 a 20 anos de idade (organizadores) Fabio Ancona Lopes, Dioclécio Campos Jr. – Barueri, SP : Manole, 2012.

ISBN 978-85-204-3284-6

1. Adolescentes - Aspectos psicológicos 2. Adolescentes - Aspectos sociais 3. Adolescentes - Comportamento 4. Adolescentes - Cuidados médicos 5. Adolescentes - Fisiologia 6. Adolescentes - Nutrição 7. Adolescentes - Saúde e higiene I. Lopez, Fabio Ancona. II. Campos Jr., Dioclécio.

11-10477 CDD-618.92
NLM-WS 100

Índices para catálogo sistemático:
1. Adolescentes : Saúde :
Pediatria : Medicina
618.92

1ª edição – 2012

Direitos adquiridos pela:
Editora Manole Ltda.
Avenida Ceci, 672 – Tamboré
CEP: 06460-120 – Barueri – SP – Brasil
Tel.: (11) 4196.6000 - Fax: (11) 4196.6021
www.manole.com.br
info@manole.com.br

Impresso no Brasil
Printed in Brazil

Este livro contempla as regras do Acordo Ortográfico da Língua Portuguesa de 1990, que entrou em vigor no Brasil em 2009.

São de responsabilidade dos autores e organizadores as informações contidas nesta obra.

Prefaciais

Adolescentes

Adolescentes

Ícones para visualização rápida

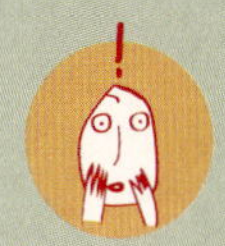
ATENÇÃO

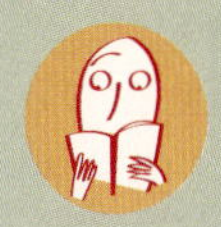
O QUE VOCÊ DEVE SABER

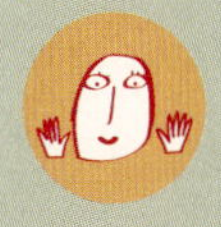
O QUE VOCÊ DEVE FAZER

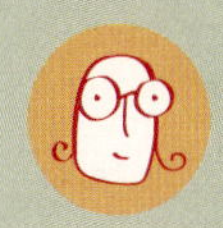
O QUE OBSERVAR

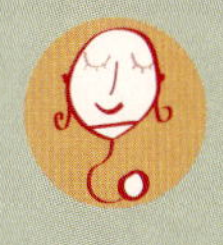
CONSULTE O PEDIATRA

Comissão editorial

Autores

Filhos – da gravidez aos 2 anos de idade

Adriana Aragão Craveiro Leite
Especialista em Pediatria, Alergia e Imunologia Clínica pelo Instituto Saint Louis, Brasília, DF. Mestre em Ciências da Saúde pela Universidade de Brasília (UnB). Membro da Sociedade Brasileira de Pediatria (SBP), da Academia Americana de Alergia, Asma e Imunologia, da Academia Europeia de Alergologia e Imunologia Clínica e da Associação Brasileira de Alergia e Imunopatologia (ASBAI).

Claudia Hallal Alves Gazal
Especialista em Pediatria pela SBP e em Nutrologia pela Associação Brasileira de Nutrologia (Abran), com Área de Atuação em Nutrologia Pediátrica e Terapia Intensiva Pediátrica pela SBP. Mestre em Medicina Pediátrica pela Universidade Federal do Rio Grande do Sul (UFRGS). Membro do Departamento Científico do Comitê de Nutrologia da SBP.

Cléa Rodrigues Leone
Graduada em Medicina pela Universidade de São Paulo (USP). Mestre e Doutora em Medicina (Pediatria) pela USP. Livre-docente (Pediatria Neonatal) pela USP. Professora-associada do Departamento de Pediatria da Faculdade de Medicina (FM) da USP.

Coríntio Mariani Neto
Mestre em Medicina (Obstetrícia e Ginecologia) pela Universidade Federal de São Paulo (Unifesp). Doutor em Tocoginecologia pela Universidade Estadual de Campinas (Unicamp). Professor da Universidade Cidade de São Paulo (Unicid). Diretor Técnico do Hospital Maternidade Leonor Mendes de Barros, São Paulo, SP.

Elza Daniel de Mello
Especialista em Gastropediatria e Nutrologia Pediátrica pela SBP. Mestre em Pediatria pela UFRGS. Professora Adjunta da Disciplina de Pediatria da UFRGS. Presidente do Comitê de Nutrologia da Sociedade de Pediatria do Rio Grande do Sul (SPRS).

Elzimar Ricardino Almeida e Silva
Pediatra do Ambulatório de Aleitamento do Hospital Dório Silva, Serra, ES. Membro do Departamento Científico da SBP.

Fernando José de Nóbrega
Médico pela Universidade Federal Fluminense. Doutor em Pediatria e Ciências Aplicadas à Pediatria pela Unifesp. Professor Titular da Disciplina de Pediatria da Unifesp. Responsável pelo Setor de Nutrição do Hospital Israelita Albert Einstein (HIAE). Presidente da Academia Brasileira de Pediatria (ABP).

Graciete Oliveira Vieira
Mestre em Saúde Coletiva pela Universidade Estadual de Feira de Santana (UEFS). Especialista em Pediatria e Gastroenterologia Pediátrica e Doutora em Medicina e Saúde pela Universidade Federal da Bahia (UFBA). Professora Adjunta de Saúde Coletiva e de Pediatria da UEFS. Presidente do Departamento Científico de Aleitamento Materno da SBP. Coordenadora do Centro Estadual de Incentivo ao Aleitamento Materno e Banco de Leite Humano da Secretaria da Saúde do Estado da Bahia (Sesab) do Ministério da Saúde. Consultora na Área da Saúde da Criança e Aleitamento Materno do Ministério da Saúde.

Helenice de Fátima Muniz
Mestre em Psicologia pela Universidade Federal do Espírito Santo (Ufes). Professora de Pediatria da Faculdade de Medicina da Ufes.

Isabel Rey Madeira
Especialista em Pediatria pela SBP, com Área de Atuação em Endocrinologia Pediátrica pela SBP e pela Sociedade Brasileira de Endocrinologia e Metabologia (SBEM). Mestre em Ciências pela Fundação Oswaldo Cruz (Fiocruz). Doutora em Medicina pela Faculdade de Ciências Médicas do Estado do Rio de Janeiro (FCM-UERJ). Professora Adjunta do Departamento de Pediatria (DPED) da FCM-UERJ. Subchefe do DPED da FCM-UERJ. Membro da Diretoria da Sociedade de Pediatria do Estado do Rio de Janeiro (Soperj). Diretora de Cursos e Eventos da Soperj. Membro do Comitê Científico de Endocrinologia Pediátrica e do Comitê de Pediatria Ambulatorial da Soperj.

José Dias Rego
Membro da ABP. Membro do Departamento Científico de Aleitamento Materno da SBP.

José Roberto de Moraes Ramos
Especialista em Neonatologia pelo Instituto Fernandes Figueira (IFF/Fiocruz). Mestre e Doutor em Saúde da Mulher e da Criança pelo IFF/Fiocruz. Secretário-geral da Soperj.

Keiko Miyasaki Teruya
Especialista em Pediatria pela Faculdade de Medicina da Universidade Federal do Paraná (UFPR). Doutora em Medicina Preventiva pela USP. Presidente do Departamento de Aleitamento Materno da Sociedade de Pediatria de São Paulo (SPSP). Membro do Departamento Científico de Aleitamento Materno da SBP.

Leonardo Falci Mourão
Instrutor de Reanimação Neonatal da SBP. Professor Coordenador da Disciplina Pediatria de Urgência da Universidade Vale do Rio Verde (UninCor) de Belo Horizonte. Professor do Internato de Pediatria da Faculdade de Ciências Médicas da Universidade José do Rosário Vellano (Unifenas – Belo Horinzonte, MG). Coordenador Geral do Estágio Extracurricular do Hospital de Ensino João Paulo II, BH. Neonatologista do Hospital Mater Dei, BH, MG.

Ligia Maria Suppo de Souza Rugolo
Especialista em Neonatologia pelo Departamento de Pediatria da Faculdade de Medicina de Botucatu (Unesp). Doutora em Pediatria, com Área de Atuação em Neonatologia, pela Unifesp. Professora Livre-docente Adjunta da Disciplina de Neonatologia do Departamento de Pediatria da Universidade Estadual Paulista (Unesp). Membro do Departamento Científico de Neonatologia da SBP e SPSP.

Luci Pfeiffer
Médica Pediatra. Pós-graduada em Adolescência pela Pontifícia Univer-

sidade Católica do Paraná (PUC-PR) e em Pediatria pela SBP/Associação Médica Brasileira (AMB). Mestre em Saúde da Criança e do Adolescente pela UFPR. Presidente do Departamento de Segurança da Sociedade de Pediatria do Paraná (SPP). Chefe do Programa HC-Dedica-Defesa dos Direitos da Criança e do Adolescente do Departamento de Pediatria da UFPR.

Lucia Margareth Perini Borjaille
Especialista em Pediatria pela SBP. Segunda Tesoureira da Sociedade Espiritossantense de Pediatria.

Luciano Borges Santiago
Mestre e Doutor em Pediatria pela USP. Professor Adjunto de Pediatria das Faculdades de Medicina da Universidade Federal do Triângulo Mineiro (UFTM) e da Universidade de Uberaba (Uniube). Presidente do Comitê de Aleitamento Materno da Sociedade Mineira de Pediatria (SMP). Presidente da Sociedade Regional de Pediatria do Vale do Rio Grande de Uberaba, MG, gestão 2007-2010. Vice-presidente do Departamento Científico de Aleitamento Materno da SBP.

Maria Ivone Oliveira Pinto Vilela
Especialista em Pediatria pela Universidade Federal de Goiás (UFG) e em Ciências da Saúde pela Universidade Federal de Minas Gerais (UFMG). Mestre em Ciências da Saúde pela UFMG. Professora-assistente da Disciplina de Pediatria Ambulatorial do Departamento de Pediatria e Puericultura da UFG. Membro da Sociedade Goiana de Pediatria e da SBP.

Maria Paula Albuquerque
Pediatra Nutróloga pela Unifesp. Diretora Clínica do Centro de Recuperação e Educação Nutricional (CREN) da Unifesp.

Miriam Ribeiro de Faria Silveira
Especialista em Neonatologia pela FMUSP e em Psicanálise de Crianças e Adultos pela PUC, Unifesp e pelo Centro de Estudos Psicanalíticos (CEP-SP). Coordenadora da Residência Médica de Neonatologia da Disciplina de Neonatologia/Pediatria do Departamento de Neonatologia/Pediatria da Maternidade Escola de Vila Nova Cachoeirinha, São Paulo, SP. Diretora Clínica do Hospital Municipal e Maternidade Escola de Vila Nova Cachoeirinha.

Patrícia Vieira Spada
Especialista em Psicologia da Infância do Setor de Saúde Mental do Departamento de Pediatria da Unifesp. Mestre em Nutrição e Doutora em Ciências pelo Programa de Pós-graduação em Nutrição da Unifesp. Membro da Associação Brasileira para o Estudo da Obesidade e Síndrome Metabólica (Abeso).

Paulo de Jesus Hartmann Nader
Mestre em Pediatria pela UFRGS. Professor Adjunto da Disciplina de Pediatria do Curso de Medicina da Universidade Luterana do Brasil (Ulbra). Chefe do Serviço de Neonatologia e Pediatria do Hospital Universitário da Ulbra.

Paulo Poggiali
Especialista em Pediatria e Neonatologia pela SBP. Vice-presidente da SMP. Membro do Departamento Científico de Pediatria Ambulatorial da SBP. Coordenador do Berçário e Alojamento Conjunto do Hospital e Maternidade Mater Dei de Belo Horizonte.

Rejane Cavalcante
Especialista em Neonatologia pela SBP. Mestre e Doutora em Pediatria pela Unifesp. Professora-assistente II da Disciplina de Pediatria do Departamento de Saúde Integrada da Universidade do Estado do Pará (Uepa).

Membro do Departamento Científico de Neonatologia da SBP.

Renata Dejtiar Waksman
Médica do Departamento Materno-infantil do HIAE. Doutora em Pediatria pela FMUSP. Presidente do Departamento Científico de Segurança da Criança e do Adolescente da SBP. Coordenadora do Núcleo de Estudos da Violência Contra a Criança e o Adolescente da SPSP.

Ricardo Halpern
Mestre em Saúde Materno-infantil pela School of Public Health, University of North Carolina, Chapel Hill, Estados Unidos. Doutor em Pediatria pela UFRGS. Pós-doutor Fellow em Pediatria do Desenvolvimento e Comportamento pelo Center for Development and Learning, University of North Carolina, Chapel Hill, Estados Unidos. Professor Adjunto de Pediatria da Universidade Federal de Ciências da Saúde de Porto Alegre (UFCSPA) e da Ulbra. Presidente do Departamento de Saúde Mental da SBP.

Ricardo Sukiennik
Especialista em Pediatria pela UFCSPA/Hospital da Criança Santo Antônio. Mestre em Pediatria pela Unifesp. Doutor em Ciências Pneumológicas pela UFRGS. Professor Adjunto da Disciplina de Pediatria Clínica do Departamento de Pediatria da UFCSPA.

Roseli Oselka Saccardo Sarni
Doutora em Medicina pela Unifesp. Professora Livre-docente da Faculdade de Medicina do ABC. Médica-assistente da Disciplina de Alergia e Imunologia do Departamento de Pediatria da Unifesp.

Rubens Marcelo Souza Leite
Mestre em Ciências da Saúde pela UnB. Membro da Câmara Setorial de Cosméticos da Agência Nacional de Vigilância Sanitária (Anvisa). Professor de Dermatologia Clínica Médica da Universidade Católica de Brasília. Membro do Departamento Científico de Dermatologia Pediátrica da SBP. Presidente do Comitê de Dermatologia da Sociedade de Pediatria do Distrito Federal.

Severino Dantas Filho
Professor Titular de Pediatria e Chefe do Departamento de Pediatria e Puericultura da Escola Superior de Ciências da Santa Casa de Misericórdia de Vitória (Emescam). Coordenador de Extensão da Escola Superior da Emescam. Professor da Disciplina de Pediatria do Departamento de Pediatria da Ufes. Membro do Departamento de Nutrologia da SBP.

Valdenise Tuma Calil
Especialista em Pediatria, Neonatologia e Nutrologia Pediátrica pela SBP e em Terapia Intensiva Pediátrica pela Sociedade Brasileira de Terapia Intensiva. Mestre e Doutora em Pediatria pela FMUSP. Médica Encarregada do Setor Técnico do Berçário Anexo à Maternidade do Hospital das Clínicas da FMUSP. Presidente do Departamento Científico de Aleitamento Materno da SPSP. Professora Colaboradora da Disciplina de Neonatologia do Departamento de Pediatria da FMUSP.

Vera Lucia Gaspar
Mestre em Pediatria pela UFMG. Professora de Pediatria da Faculdade de Medicina do Vale do Aço, Ipatinga, MG. Pediatra do Hospital Márcio Cunha, Ipatinga, MG. Membro do Departamento Científico de Segurança da Criança e do Adolescente da SBP.

Vera Lúcia Vilar de Araújo Bezerra
Especialista em Pediatria pelo Departamento de Pediatria da FMUSP.

Mestre em Nutrição Humana pelo Department of Human Nutrition of London School of Hygiene and Tropical Medicine of London University, Inglaterra. Doutora em Pediatria pelo Departamento de Pediatria da Unifesp. Professora Titular de Pediatria das Disciplinas de Pediatria, Crescimento e Desenvolvimento e Internato e Pediatria, do Departamento de Medicina da Criança e do Adolescente, da Faculdade de Medicina da UnB. Coor-denadora da Residência Médica em Pediatria. Membro da SBP e da Sociedade de Pediatria do Distrito Federal (SPDF).

Virgínia Resende Silva Weffort
Mestre e Doutora em Pediatria pela FMUSP. Professora Adjunta Responsável pela Disciplina de Pediatria da UFTM. Supervisora da Residência em Pediatria da UFTM. Presidente do Departamento Científico de Nutrologia da SBP.

Autores
Filhos - de 2 a 10 anos de idade

Abelardo Bastos Pinto Jr.
Especialista em Pediatria pela SBP. Professor da Disciplina de Desenvolvimento Infantil do Curso de Especialização em Saúde Mental Infantojuvenil do Departamento de Psiquiatria da Santa Casa de Misericórdia do Rio de Janeiro. Membro do Comitê de Saúde Escolar da Soperj, do Departamento de Saúde Escolar da SBP e da Academia Americana de Pediatria (AAP).

Adriana Aragão Craveiro Leite
Especialista em Pediatria, Alergia e Imunologia Clínica pelo Instituto Saint Louis, Brasília, DF. Mestre em Ciências da Saúde pela UnB. Membro da SBP, da Academia Americana de Alergia, Asma e Imunologia, da Academia Europeia de Alergologia e Imunologia Clínica e da ASBAI.

Ana Maria Costa da Silva Lopes
Especialista em Psiquiatria, Área de Concentração em Infância e Adolescência pela UFMG. Mestre em Psicologia e Estudos Psicanalíticos pela Faculdade de Filosofia e Ciências Humanas (FAFICH) da UFMG. Doutoranda em Ciências da Saúde pela Faculdade de Medicina da UFMG.

Antonio Barros Filho
Médico Pediatra. Professor-associado da Faculdade de Ciências Médicas da Unicamp.

Isabel Rey Madeira
Especialista em Pediatria pela SBP, com Área de Atuação em Endocrinologia Pediátrica pela SBP e pela SBEM. Mestre em Ciências pela Fiocruz. Doutora em Medicina pela FCM-UERJ. Professora Adjunta do Departamento de Pediatria (DPED) da FCM-UERJ. Subchefe do DPED da FCM-UERJ. Membro da Diretoria da Soperj. Diretora de Cursos e Eventos da Soperj. Membro do Comitê Científico de Endocrinologia Pediátrica e do Comitê Científico de Pediatria Ambulatorial da Soperj.

Isabella Ballalai
Médica Pediatra. Diretora Médica do Serviço de Medicina Escolar da URMES. Vice-presidente da Sociedade Brasileira de Imunizações (SBIM). Membro do Comitê de Saúde Escolar da Soperj.

Joel Conceição Bressa da Cunha
Especialista em Neonatologia pela Universidade de Tohoku, Japão. Presidente do Comitê de Saúde Escolar da Soperj. Membro do Departamento Científico de Saúde Escolar da SBP.

Joelza Mesquita Andrade Pires
Especialista em Pediatria pela SBP. Mestre em Ciências Médicas pela UFRGS. Diretora do Serviço de Proteção à Criança da Ulbra. Presidente do Comitê de Segurança e Proteção da Criança da Sociedade de Pediatria do Rio Grande do Sul (SPRS).

Laís Maria Santos Valadares e Valadares
Preceptora e Coordenadora da Residência em Pediatria do Instituto da Previdência dos Servidores do Estado de Minas Gerais. Presidente do Comitê de Saúde Escolar da Sociedade Mineira de Pediatria (SMP). Membro do Comitê de Saúde Mental da SMP e SBP.

Lucia Ferro Bricks
Especialista em Pediatria pela FMUSP. Doutora em Medicina pela FMUSP. Professora-colaboradora do Departamento de Pediatria da FMUSP.

Maria Marlene de Souza Pires
Pós-graduada em Nutrologia pela FMUSP. Doutora em Medicina pela FMUSP. Coordenadora do Serviço de Metabologia e Nutrologia do Hospital Infantil Joana de Gusmão, Florianópolis, SC. Professora Orientadora da Pós-graduação em Ciências Médicas e Professora-associada do Departamento de Pediatria da Universidade Federal de Santa Catarina (UFSC). Membro Participante do Departamento Científico de Nutrologia da SBP e Secretária do Departamento Científico de Suporte Nutricional da SBP.

Paulo César Pinho Ribeiro
Especialista em Pediatria e Adolescência pela SBP. Mestre em Ciências da Saúde da Criança e do Adolescente pela UFMG. Professor de Graduação e Pós-graduação em Adolescência do Departamento de Pediatria da Faculdade de Ciências Médicas de Minas Gerais. Editor da Revista Eletrônica *SBP Ciência*. Membro Suplente do Conselho Fiscal da SBP.

Paulo Pimenta Figueiredo Filho
Professor-assistente do Departamento de Pediatria da Faculdade de Medicina da UFMG. Coordenador do Setor de Nutrição Pediátrica do Hospital das Clínicas (HC) da UFMG e do Departamento de Pediatria da Faculdade de Medicina da UFMG.

Peter Abram Liquornik
Especialista em Pediatria pela SBP/AMB. Mestre em Medicina pela UFRJ. Professor Adjunto do Departamento de Pediatria da Faculdade de Medicina da UFRJ.

Renata Dejtiar Waksman
Médica do Departamento Materno-infantil do HIAE. Doutora em Pediatria pela FMUSP. Secretária do Departamento Científico de Segurança da Criança e do Adolescente da SBP. Coordenadora do Núcleo de Estudos da Violência Contra a Criança e o Adolescente da SPSP.

Ricardo Halpern
Mestre em Saúde Materno-infantil pela School of Public Health, University of North Carolina, Chapel Hill, Estados Unidos. Doutor em Pediatria pela UFRGS. Pós-doutor Fellow em Pediatria do Desenvolvimento e Comportamento pelo Center for Development and Learning, University of North Carolina. Professor Adjunto de Pediatria da UFCSPA e da Ulbra. Presidente do Departamento de Saúde Mental da SBP.

Rocksane de Carvalho Norton
Professora Adjunta do Departamento de Pediatria da Faculdade de Medicina da UFMG. Membro do Setor de Nutrologia do Hospital das Clíni-

cas da UFMG. Membro do Comitê de Nutrologia da SMP.

Roseli Oselka Saccardo Sarni
Doutora em Medicina pela Unifesp. Professora Livre-docente da Faculdade de Medicina do ABC. Médica-assistente da Disciplina de Alergia e Imunologia do Departamento de Pediatria da Unifesp.

Rubens Marcelo Souza Leite
Mestre em Ciências da Saúde pela UnB. Membro da Câmara Setorial de Cosméticos da Anvisa. Professor de Dermatologia Clínica Médica da Universidade Católica de Brasília. Membro do Departamento Científico de Dermatologia Pediátrica da SBP. Presidente do Comitê de Dermatologia da Sociedade de Pediatria do Distrito Federal.

Virgínia Resende Silva Weffort
Mestre e Doutora em Pediatria pela FMRP-USP. Professora Adjunta Responsável pela Disciplina de Pediatria da UFTM. Supervisora da Residência em Pediatria da UFTM. Presidente do Departamento Científico de Nutrologia da SBP.

Autores

Filhos - Adolescentes - de 10 a 20 anos de idade

Danilo Blank
Residência em Pediatria, Doutor em Saúde da Criança e do Adolescente e Professor-associado do Departamento de Pediatria e Puericultura da Faculdade de Medicina da Universidade Federal do Rio Grande do Sul (UFRGS). Diretor de Publicações da Sociedade Brasileira de Pediatria (SBP).

Lígia de Fátima Nóbrega Reato
Médica Pediatra e Hebiatra com Título de Especialista pela SBP e pela Associação Médica Brasileira (AMB). Professora Titular e Livre-docente da Disciplina de Hebiatria da Faculdade de Medicina do ABC (FMABC). Coordenadora do Curso de Medicina da FMABC. Membro do Departamento de Adolescência da Sociedade de Pediatria de São Paulo (SPSP).

Marileise dos Santos Obelar
Médica Pediatra. Professora de Pediatria da Universidade do Sul de Santa Catarina (Unisul). Nutróloga do Serviço de Pediatria do Hospital Universitário da Universidade Federal de Santa Catarina (HU-UFSC) e do Hospital Infantil Joana de Gusmão.

Mário Santoro Junior
Especialista em Pediatria pela SBP/AMB, com Área de Atuação em Medicina do Adolescente. Doutor em Medicina pela Faculdade de Medicina da Universidade de São Paulo (FMUSP). MBA pela Fundação Armando Álvares Penteado (FAAP)/Warthon School - University of Pennsylvania, Estados Unidos. Presidente da SPSP (gestão 92-94). Presidente da SBP (gestão 94-96). Titular da Academia Brasileira de Pediatria (cadeira 28).

Mauro Fisberg
Médico Pediatra. Professor-associado, Coordenador Clínico do Setor de Medicina do Adolescente e Chefe da Disciplina Especialidades Pediátricas do Departamento de Pediatria da Escola Paulista de Medicina - Universidade Federal de São Paulo (EPM-Unifesp).

Paulo César Pinho Ribeiro
Médico Pediatra com Titulação em Adolescência pela SBP. Mestre em Ciências da Saúde da Criança e do Adolescente pela Universidade Federal de Minas Gerais (UFMG). Professor do Curso de Graduação e Pós-graduação em Adolescência da Faculdade de Ciências Médicas de Minas Gerais (FCMMG). Editor da Revista Eletrônica *SBP Ciência*. Membro da Academia Mineira de Pediatria. Ex-presidente do Departamento de Adolescência da SBP.

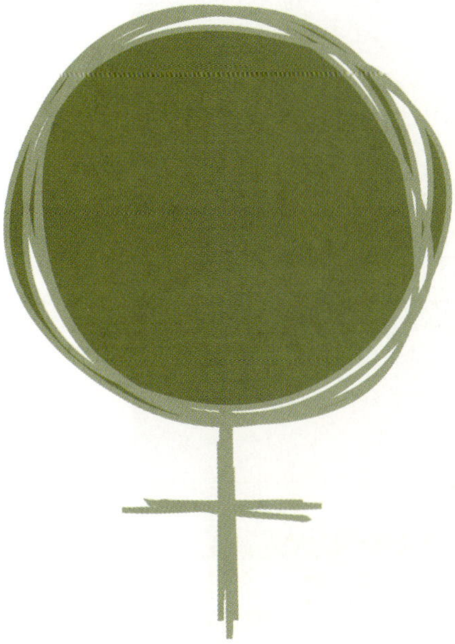

Roberto Santoro Pires de Carvalho Almeida
Médico Psiquiatra e Psicanalista. Chefe do Serviço de Saúde Mental do Hospital Municipal Jesus, Rio de Janeiro. Presidente do Comitê de Saúde Mental da Soperj. Membro Efetivo da Sociedade Psicanalítica do Rio de Janeiro (SPRJ). Membro da International Psychoanalytical Association.

Sandra Maria Santos
Cirurgiã-dentista. Especialista em Saúde Pública pela Universidade de Ribeirão Preto (Unaerp). Referência Técnica em Saúde Bucal da Gerência Regional de Belo Horizonte – Secretaria de Estado de Saúde de Minas Gerais.

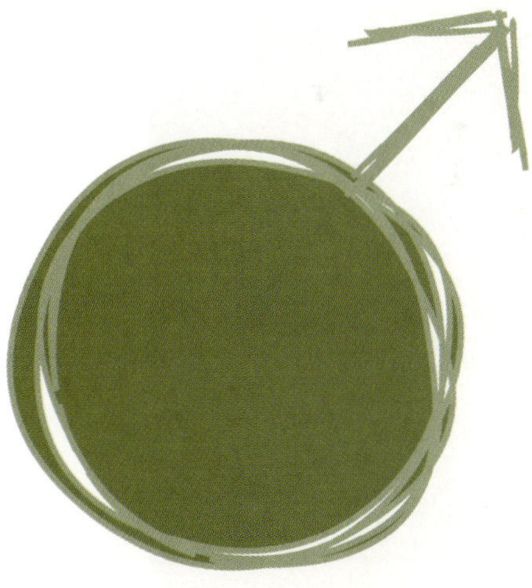

Wanda Maria Taulois Braga
Dentista. Membro da Coordenadoria de Saúde Bucal da Secretaria de Estado de Saúde de Minas Gerais. MSc Dental Public Health.

Carta da Sociedade Brasileira de Pediatria para os pais

elaborada para o livro Filhos: da gravidez aos 2 anos de idade

A Sociedade Brasileira de Pediatria (SBP) tem forte compromisso social, reconhecido em todo o território nacional. Coerente com os objetivos das ações que desenvolve, projetadas para promover a saúde da infância e da adolescência, nobre prioridade que cumpre estabelecer no País, a SBP decidiu prestar mais um relevante serviço à sociedade brasileira.

Preocupada com a adequada orientação dos pais a respeito dos cuidados necessários ao crescimento e desenvolvimento saudáveis de suas crianças, a entidade empenhou-se na produção desta preciosa obra intitulada *"Filhos – da gravidez aos 2 anos de idade – dos pediatras da Sociedade Brasileira de Pediatria para os pais"*.

Trata-se de um livro moderno, atual, de fácil manuseio, claro, prático e adequadamente ilustrado, que se destina a responder, com base científica sólida, as questões que surgem no cotidiano dos cuidadores do ser humano no período de vida marcado por muitas fragilidades e riscos relevantes. Resultado de importante parceria com a Editora Manole, o livro está estruturado de forma bastante explicativa, instruindo os pais sobre como proceder no convívio saudável com os filhos. Mostra-lhes também as medidas mais corretas que devem adotar nas situações imprevistas e emergenciais, apontando o tipo de profissional ao qual se deve recorrer em cada uma delas.

Temas essenciais à orientação dos pais, desde a gravidez até o final do segundo ano de vida da criança, são abordados de forma objetiva, visando conferir referência segura à família para o perfeito exercício de suas funções. Assim, podem ser esclarecidas todas as dúvidas sobre o acompanhamento obstétrico; o preparo para o parto; os critérios para a escolha do pediatra e da maternidade; e os primeiros cuidados com a criança em casa, tais como banho, troca de fraldas, choro, cólicas, bem como os alertas para a segurança do bebê. Além disso, os pais têm acesso às técnicas e cuidados para uma amamentação bem-sucedida e conhecem as dicas para a mãe manter a amamentação na volta ao trabalho fora do lar, assim como as normas para o desmame e transição para uma alimentação balanceada. São também abordadas as recomendações sobre o crescimento, o desenvolvimento e o perfil comportamental dos filhos; as vacinas e as consultas ao pediatra; os cuidados com os dentes, com a pele, além dos exames para avaliação da visão e da audição. Até uma orientação sobre as brincadeiras ideais para proporcionar a adequada estimulação da criança está presente neste guia.

Para atingir plenamente a finalidade com que foi concebido, o livro vai além de conteúdos puramente práticos. Dedica especial atenção à parte emocional do convívio entre pais e filhos e à formação do vínculo materno e paterno, fundamentos insubstituíveis da educação das crianças. Fornece conceitos importantes sobre situações especiais e pouco discutidas, como adoção, teste de paternidade, gêmeos, bebês prematuros e portadores de necessidades especiais.

Esta obra, inovadora na forma e sólida no conteúdo, resulta de trabalho convergente dos pediatras que integram os vinte e sete departamentos científicos da SBP. Representa, por isso, um valioso instrumento educativo, capaz de contribuir para maior segurança dos pais nas tarefas que lhes cabe desempenhar, com acerto, para prover os melhores cuidados aos seus filhos.

Dioclécio Campos Jr.
Ex-presidente da Sociedade Brasileira de Pediatria (SBP)

Apresentação

Com o nobre objetivo de garantir cuidados qualificados ao ser humano no ciclo de vida marcado pelo crescimento e desenvolvimento, o compromisso da Sociedade Brasileira de Pediatria (SBP) afirma-se em contínuas iniciativas voltadas para a promoção do bem-estar físico, mental e social de crianças e adolescentes.

O projeto editorial ***Filhos***, levado adiante em parceria exemplar com a Editora Manole, é a síntese perfeita do referido engajamento institucional. O intuito maior de tão importante investimento é proporcionar às famílias, em linguagem apropriada, a orientação de que necessitam para assegurar a crianças e adolescentes as condições seguras de crescimento e desenvolvimento a que têm direito.

Este volume da série ***Filhos*** aborda a faixa etária dos 10 aos 20 anos dando continuidade aos volumes "da gravidez aos 2 anos de idade" e "de 2 a 10 anos de idade". Nesses dois primeiros livros, viajamos, junto com pais, mães e cuidadores, pelos anos iniciais do crescimento e desenvolvimento e por todas as situações que envolvem esses aspectos, do físico ao emocional, da prevenção vacinal à prevenção de acidentes, das crianças com necessidades especiais aos cuidados na escolha da escola e do pediatra.

O sucesso editorial dessas publicações, demonstrado pelo número de livros vendidos e, muito mais que isso, pelas manifestações que recebemos do público, muito nos orgulha, como prova de que a SBP soube se aproximar de modo correto da sua população-alvo mais importante: pais e mães. Neste terceiro volume, discutimos a adolescência. Dessa forma, fizemos o que todo pediatra deve fazer:

acompanhamos o ser humano em todo o seu período de crescimento. Nos treze temas abordados neste *Adolescentes*, discute-se e apresenta-se o que há de mais importante nessa fase tão crucial da vida. Destaca-se a abordagem da sexualidade do adolescente, tema tão falado e, infelizmente, tão mal apresentado, na maioria das vezes. As questões vitais sobre uso de drogas e comportamentos de risco, muito frequentes nos jovens, são elucidadas de modo claro pelos especialistas que fazem parte dos Departamentos Científicos da SBP, assim como as dúvidas relacionadas à gravidez precoce não planejada e à contracepção. Merece destaque a abordagem séria e científica das questões ligadas à atividade física na adolescência, incluindo o uso de substâncias perigosas, em busca de um corpo físico idealizado.

Em suma, entregamos mais este trabalho à população brasileira, com a certeza de termos buscado o melhor e na esperança de continuar recebendo o apoio que até agora tanto nos animou.

Boa leitura!

Eduardo da Silva Vaz
Presidente da Sociedade
Brasileira de Pediatria (SBP)

Dioclécio Campos Jr.
Fabio Ancona Lopez
Organizadores de Série Filhos

Como usar este livro

texto direto e dinâmico, especialmente elaborado como se você estivesse no consultório tendo uma conversa com o pediatra/hebiatra

página que mostra o conteúdo geral e os ícones das dicas distribuídas pelo livro todo

Adolescent

Ícones para visualização rápida

ATENÇÃO

O QUE VOCÊ DEVE SABER

O QUE VOCÊ DEVE FAZER

O QUE OBSERVAR

CONSULTE O PEDIATRA

O QUE VOCÊ DEVE FAZER

Incentivar, apoiar e mover ações políticas e sociais para adequar os locais de estudo e de trabalho aos portadores de necessidades especiais, bem como os lugares públicos e privados onde igualmente ocorre a socialização do adolescente (praças, calçadas, bibliotecas, bares, restaurantes, shoppings, teatros, cinemas e outros espaços culturais e de lazer).

Encaminhamento profissional

É na adolescência que se inicia o caminho em direção ao estabelecimento de uma identidade profissional.

O QUE VOCÊ DEVE SABER

- Alguns adolescentes com deficiência mental, autismo ou outros transtornos abrangentes do desenvolvimento não conseguem se realizar em uma profissão regular. No entanto, é possível envolvê-los em atividades que posam beneficiá-los (artes plásticas, teatro, dança, música, esportes, trabalhos manuais etc.), que devem ser buscadas ativamente.
- Adolescentes com doenças crônicas ou deficiências físicas podem encontrar problemas em realizar concretamente sua vida profissional, porque, muitas vezes, os locais de estudo e de trabalho não estão estruturalmente preparados para recebê-los.

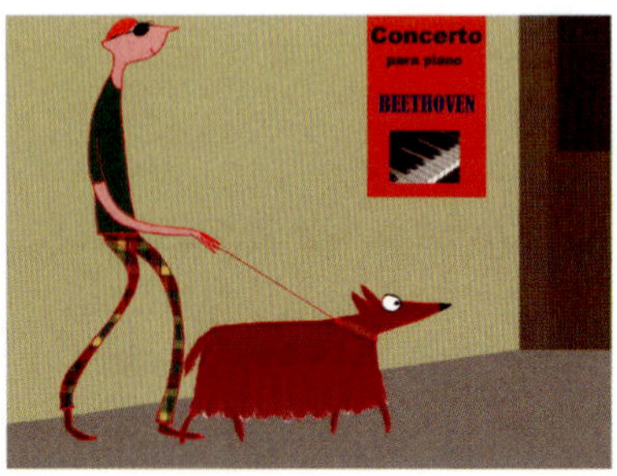

CURIOSIDADE:

Segundo o dicionário *Houaiss da língua portuguesa*, preconceito significa opinião ou julgamento concedido sem fundamento justo ou conhecimento suficiente.

Como lidar com o preconceito

Algumas pessoas têm a tendência a rejeitar, temer ou mesmo odiar pessoas que apresentem características diferentes das suas: hábitos, formas de pensar, religiões, aspectos físicos, entre outras. É o chamado preconceito, que pode levar a inúmeras formas de discriminação.

Uma característica básica desse processo é a desumanização da vítima pelo discriminador. O preconceito, uma espécie de "doença do espírito", somente pode ser eliminado por meio da empatia, da compaixão e do esclarecimento.

102

ícones de fácil localização criados para destacar as informações

Esquema de vacinação completo para adolescentes

Vacinas	Adolescente vacinado previamente (esquema completo)	Adolescente vacinado (com esquema incompleto)	Adolescente não vacinado	Data em que foi vacinado
1. Hepatite B (HBV)	Não são necessárias mais doses	Completá-lo com as doses faltantes	Tomar as 3 doses	
2. Difteria, tétano e coqueluche acelular (dT ou dTpa)	Reforçar com 1 dose de dT a cada 10 anos	Completá-lo com as doses faltantes e reforçar com 1 dose de dT a cada 10 anos	Tomar as 3 doses e reforçar com 1 dose de dT a cada 10 anos	
3. Poliomielite (VIP)	Não são necessárias mais doses	–	Tomar as 3 doses	
4. Sarampo, caxumba e rubéola (SCR)	Reforçar com 1 dose	–	Tomar 2 doses	
5. Varicela (VAR)	Não são necessárias mais doses	–	Até 13 anos: tomar dose única Acima de 13 anos: tomar 2 doses	
6. Hepatite A (HAV)	–	–	Tomar 1 ou 2 doses (pacientes de risco)	
7. Meningocócica A, C, Y e W135	Tomar uma dose de reforço	–	A partir dos 11 anos: tomar dose única	
8. Papilomavírus humano (HPV)*	–	–	A partir dos 9 anos: tomar as 3 doses	
Recomendações especiais				
9. Influenzavírus (FLU)	Adolescentes de risco: tomar 1 dose anualmente			
10. Pneumocócica 23-valente	Adolescente de risco: tomar dose única se tomou as vacinas anteriores			
11. Febre amarela (FA)	Adolescentes que vivem em área endêmicas ou viajam para áreas de risco: 1 dose a cada 10 anos			

*Meninas e mulheres de 9 a 26 anos de idade

SBP - Calendário de Vacinação para Adolescentes - 2008
Idade: dos 10 aos 20 anos

calendário de vacinação no início da seção para preencher com a data em que o(a) adolescente foi vacinado(a)

quadros para leitura rápida, contendo alertas importantes

Sexualidade na adolescência

ATENÇÃO

A falta de orientação adequada sobre sexualidade contribui para comportamentos de risco, que podem resultar, por exemplo, em doenças sexualmente transmissíveis e gravidez precoce não planejada. As orientações sobre sexualidade devem ser feitas de acordo com a idade e dentro de um contexto adequado.

É interessante notar que, tanto na fase de bebê como enquanto as crianças ainda são pequenas, são raros os questionamentos ou dúvidas sobre sexualidade dirigidas aos pediatras. A partir da adolescência, essa situação muda e a sexualidade passa a ser uma das principais preocupações de pais, educadores e profissionais de saúde.

Curiosidades sobre diferenças e mudanças corporais são normais desde a infância e o amadurecimento da sexualidade faz parte do processo de desenvolvimento físico e emocional, desde a mais tenra idade.

Antigamente, os pais evitavam falar com os filhos sobre sexualidade, predominando atitudes omissas, porque se pensava que era *"melhor não tocar no assunto para não despertar o interesse"*. Hoje, sabe-se que informações distorcidas podem ser transmitidas por amigos, pessoas pouco preparadas e pela a mídia. Além disso, a ausência de orientação adequada contribui para comportamentos de risco, que podem levar a consequências danosas como doenças sexualmente transmissíveis e gravidez precoce não planejada.

Ora, se a sexualidade desenvolve-se desde o nascimento e faz parte do crescimento normal do ser humano, por que só quando surgem os primeiros sinais da puberdade as pessoas passam a enxergá-la concretamente?

O surgimento dos caracteres sexuais secundários e o estabelecimento da capacidade reprodutiva constituem manifestações visíveis, que sinalizam para a possibilidade de exercerem a sexualidade em indivíduos ainda imaturos física, emocional e socialmente.

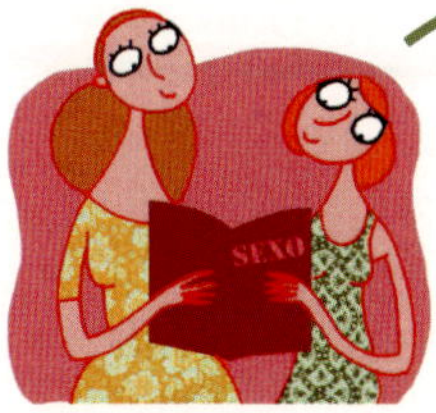

64

informações atuais e completas para os pais que buscam aprofundar-se nos assuntos, além de temas que desafiam os pais no dia a dia

delicadas ilustrações que reproduzem os momentos mais especiais dos pais com os filhos, trazendo vida ao texto

Adolescentes

Adolescentes

Capítulos

Adolescentes

Conteúdo

Vacinação na adolescência

ATENÇÃO

Salientamos a importância dos pais e da família no processo de vacinar os filhos, crianças e adolescentes, evitando graves complicações ou problemas no futuro.

Salientamos a importância dos pais e da família no processo de vacinar os filhos, crianças e adolescentes, evitando graves complicações ou problemas no futuro.

Programa de vacinação para adolescentes

Para que se tenha sucesso com um programa de vacinação para adolescentes e para que haja conscientização deles sobre a importância das vacinas, vários aspectos dessa faixa etária devem ser considerados:

- a dificuldade na sensibilização da importância da vacina;
- a resistência dos adolescentes a tomar injeções;
- a falta de adesão a todas as doses quando necessárias mais de uma;
- a sensação de invulnerabilidade própria da idade;
- a falta de registro das vacinas já recebidas;
- a interrupção do esquema básico já iniciado;
- a falta de oferta pelo sistema público de saúde de todas as vacinas indicadas para essa faixa etária.

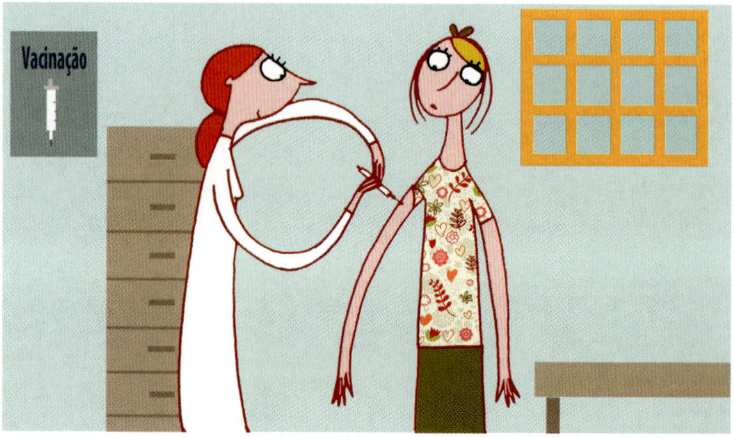

A importância do estímulo à vacinação

As equipes do Programa Saúde da Família e os profissionais de saúde que atendem em Unidades Básicas de Saúde são de grande importância no Programa Nacional da Imunização, auxiliando a manter crianças e adolescentes brasileiros vacinados. Trabalhos educativos nas escolas são fortes aliados na orientação de adolescentes quanto à importância das vacinas, já que estimulam a prevenção e o autocuidado.

Os pais devem verificar se as escolas de seus filhos têm estimulado esses programas de vacinação, pois o trabalho integrado da escola com a Unidade Básica de Saúde e o Programa Saúde da Família possibilita o alcance de uma cobertura vacinal mais alta.

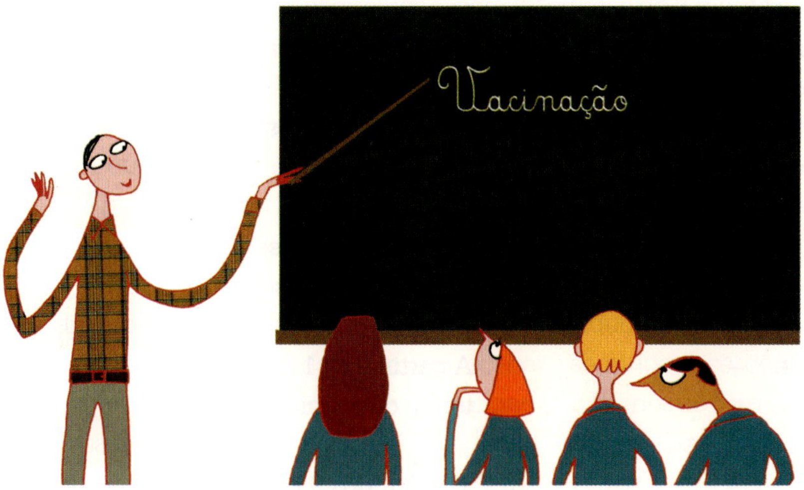

No caso de adolescentes que não frequentam a escola, é fundamental o papel dos pais e dos profissionais da saúde na conscientização.

Todos os profissionais que atendem adolescentes, como o hebiatra (nome que se dá ao pediatra com especialização no atendimento de adolescentes), o pediatra, o clínico geral, o médico de família, a equipe de enfermagem ou o ginecologista, devem também aproveitar o atendimento para encaminhar o adolescente para a vacinação.

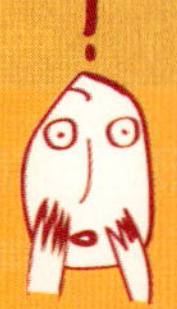

ATENÇÃO

Há uma grande preocupação dos profissionais que trabalham no atendimento aos adolescentes quanto à baixa cobertura vacinal nessa faixa etária. Vários fatores indicam a necessidade de uma maior dedicação à imunização na adolescência: maior gravidade da varicela após os 15 anos de idade, aumento proporcional dos casos de sarampo, maior risco de hepatite B, entre outros.

O QUE VOCÊ DEVE FAZER

Se possível, procure vacinar seu filho contra varicela. Os riscos de complicações aumentam após os 15 anos de idade.

5. **Varicela (VAR)**. O risco de complicações é mais elevado após os 15 anos de idade, por isso indica-se a vacinação, apesar de os postos de saúde não disponibilizarem a vacina. A Sociedade Brasileira de Pediatria recomenda a vacinação em dose única a partir dos 5 anos de idade. Os não vacinados acima de 13 anos de idade devem tomar 2 doses da vacina, com intervalo de 4 semanas.

   A **vacina quádrupla viral (sarampo, caxumba, rubéola e varicela)** pode substituir as vacinas tríplice viral e de varicela.

6. **Hepatite A (HAV)**. O Departamento de Infectologia da Sociedade Brasileira de Pediatria recomenda a vacinação, sempre que possível, a todas as pessoas a partir de um ano de idade. Indivíduos com risco da doença devem receber 2 doses da vacina, com intervalo de 6 a 12 meses.

7. **Meningocócica A, C, Y e W135**. A vacina contra os meningococos do grupo C, causador da meningite, deve ser dada a partir dos 11 anos de idade em dose única aos indivíduos não vacinados na série primária de vacinação e como reforço aos que foram vacinados nos 2 primeiros anos de vida.

O QUE VOCÊ DEVE SABER

A vacina contra o HPV é indicada para meninas e mulheres de 9 a 26 anos de idade, em 3 doses. É uma recomendação da SBP, apesar de ainda indisponível nos postos de saúde.

8. **Papilomavírus humano (HPV)**. De lançamento recente, é indicada para meninas e mulheres de 9 a 26 anos de idade, em 3 doses, com intervalos de 2 e 6 meses em relação à primeira dose. Existem duas vacinas diferentes disponíveis no mercado. O ginecologista poderá orientar sobre as doses e a vacina mais adequada.

9. **Influenzavírus (FLU)**. A vacina contra o influenzavírus, doença sazonal, está indicada em 1 dose, anualmente, para indivíduos com risco de infecção ou que convivam com pessoas com risco de infecção. Deve ser aplicada no início da estação do influenzavírus.

10. **Pneumocócica 23-valente.** Recomenda-se a vacina pneumocócica polissacarídica 23-valente a crianças e adolescentes com risco elevado para doença pneumocócica invasiva (DPI), mesmo que já tenham recebido a vacina pneumocócica conjugada previamente.

11. **Febre amarela (FA)**. A vacina está recomendada a todas as pessoas a partir dos 9 meses que vivem ou viajam para áreas endêmicas ou de transição. Indica-se a revacinação a cada 10 anos. Está incluída no calendário de diversos estados brasileiros pertencentes às regiões Norte, Centro-oeste e Nordeste.

A consulta médica na adolescência

Durante muito tempo, não havia um profissional **especificamente** preparado para o atendimento de adolescentes. Os pediatras limitavam o atendimento até 10 a 12 anos de idade e os clínicos só atendiam **acima** de 21 anos.

Por que isso acontecia? Provavelmente porque *saúde* era sinônimo de ausência de doença, e a ideia era: "Para que os adolescentes precisam de um profissional de saúde se adoecem pouco?".

A partir do século XX, o conceito de saúde sofreu uma ampliação e passou a ser compreendido como o bem-estar físico e também **emocional** e **social**.

Por que levar o adolescente para consulta com o pediatra?

Normalmente, os pais levam os filhos ao pediatra uma vez por mês no primeiro ano de vida; no segundo ano, ainda de forma regular, porém mais espaçadamente; a partir daí, somente se as crianças apresentam algum problema de saúde.

Quando aparecem os primeiros sinais da puberdade ou as mudanças de comportamento e de humor que sinalizam a entrada na adolescência, costumam surgir dúvidas e inquietações: "Tudo isso é normal?", "É necessário o acompanhamento médico?", "Que tipo de médico devemos procurar?".

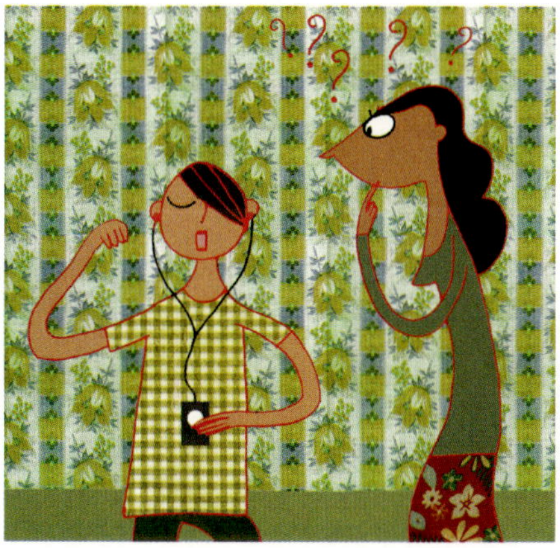

O QUE VOCÊ DEVE SABER

A pediatria é reconhecida como a especialidade médica que lida com o crescimento e desenvolvimento humano. Dessa forma, sua abrangência estende-se da concepção até o final da adolescência, quando se encerra o crescimento do indivíduo. Assim, deve-se levar o adolescente ao pediatra para que ele seja avaliado em sua totalidade, tanto do ponto de vista físico como emocional e social.

CURIOSIDADE

No Brasil, desde a década de 1980, a Sociedade Brasileira de Pediatria (SBP) assumiu o cuidado à saúde do adolescente e, em 2002, o Conselho Federal de Medicina (CFM), a Associação Médica Brasileira (AMB) e a Comissão Nacional de Residência Médica oficializaram a medicina do adolescente como área de atuação da pediatria.

ATENÇÃO

O atendimento ao adolescente não é prerrogativa exclusiva do hebiatra. Qualquer pediatra bem formado tem condições de prestar assistência a um adolescente que apresente um problema de saúde. Aos hebiatras cabe atuar frente a questões específicas, que ultrapassam o limite da experiên-cia e do conhecimento de um pediatra-geral, e que impliquem formação aprofundada nos diferentes aspectos relacionados à puberdade e à adolescência.

Qualquer ser vivo em fase de desenvolvimento é mais suscetível às influências externas e, consequentemente, apresenta uma potencialidade maior de risco. A boa notícia é que os períodos de crescimento também constituem uma etapa privilegiada para prevenção de uma série de problemas, estabelecimento de hábitos saudáveis e promoção da saúde presente e futura.

Os adolescentes apresentam uma série de peculiaridades relacionadas ao processo de desenvolvimento, constituindo um grupo de maior risco potencial a agravos. É nessa faixa etária que devem ser dadas orientações para a atividade sexual protegida, bem como para a prevenção do uso de drogas de ações violentas.

Com qual periodicidade o adolescente deve consultar o pediatra?

Como no primeiro ano de vida, a **adolescência exige um acompanhamento mais próximo**, recomendando-se, na fase de estirão de crescimento, consultas no **mínimo trimestrais** e, a partir de então, seguimento de rotina **semestral**.

Qual profissional da saúde deve ser consultado?

O ideal é procurar um pediatra com experiência no atendimento de adolescentes, que adote, em sua prática, as recomendações apresentadas neste capítulo.

A Sociedade Brasileira de Pediatria (SBP) tem se empenhado em sensibilizar e capacitar pediatras para que assumam o cuidado à saúde desse grupo populacional.

No Brasil, segundo a resolução do Conselho Federal de Medicina, a área de atuação em medicina do adolescente (também conhecida como hebiatria) é facultada aos pediatras.

A consulta do adolescente

Uma das diferenças mais marcantes da consulta do adolescente em relação à consulta da criança é que o relacionamento médico-paciente, realizado até então de forma indireta, por intermédio da mãe ou acompanhante, é substituído pela relação direta. Essa mudança é um estímulo para que o adolescente assuma progressivamente a responsabilidade pelo autocuidado.

A consulta médica é um momento privilegiado e deve ser pautada por três princípios fundamentais: **confiança**, **respeito** e **sigilo**. Para que isso aconteça, três pontos básicos devem ser sempre considerados no atendimento ao adolescente:

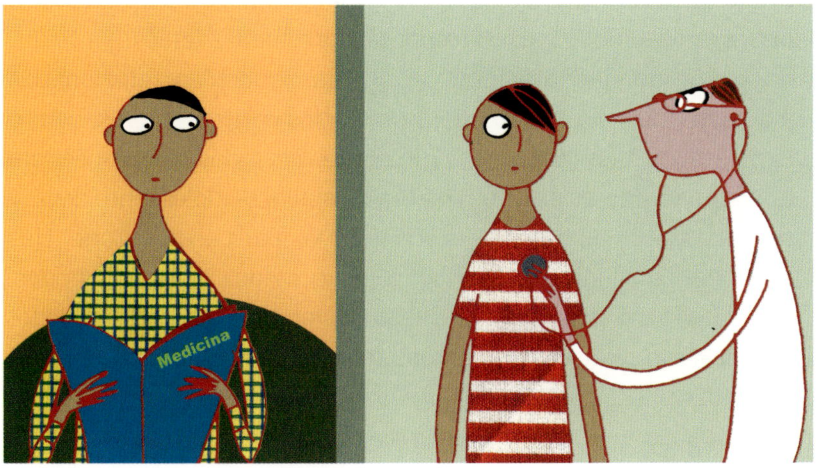

- **Visão global da saúde**. Mesmo que a queixa do adolescente seja vaga ou aparentemente banal, a consulta deve ser aproveitada para que o médico identifique e acompanhe os diferentes aspectos da vida do adolescente: sintomas, alimentação, escolaridade, atividade física, lazer, estrutura familiar, relacionamentos, hábitos, imagem corporal e autoestima, sexualidade, projeto de vida etc. É muito frequente, quando questionados a respeito do motivo pelo qual buscaram atendimento, os adolescentes responderem algo como: *"Eu vim porque minha mãe marcou"*; *"Eu vim porque a professora pediu"*; *"Eu vim porque meu amigo veio e falou que é legal"*... Quanto mais completa for a entrevista, maior será a chance de o profissional apreender os dados mais importantes e aproximar-se do adolescente.

O QUE VOCÊ DEVE FAZER

Por conhecerem o desenvolvimento da criança e sua estrutura familiar até que chegue a adolescência, normalmente o pediatra tem um papel privilegiado no acompanhamento da saúde física e psicológica dos adolescentes. Por isso, não deixe de levar seu filho adolescente ao pediatra/hebiatra.

ATENÇÃO

Os adolescentes precisam ter acesso a serviços de saúde de qualidade que reconheçam e respondam às suas necessidades, devendo ser garantida a possibilidade de serem atendidos por médicos que os respeitem como cidadãos.

O QUE VOCÊ DEVE SABER

Embora a consulta pediátrica se dê entre o médico e o paciente, o envolvimento dos responsáveis é altamente desejável e o adolescente deve ser incentivado a incluir a família no acompanhamento de seus problemas. Entretanto, os limites desse envolvimento devem ficar claros para a família e para o jovem.

ATENÇÃO

A ausência de acompanhante não deve ser um obstáculo para a realização da consulta. Caso o adolescente compareça sozinho, deve ser garantido o seu atendimento e, conforme a necessidade, poderá ser solicitada a presença de um responsável na consulta seguinte.

- **Relação médico-paciente diferenciada**. Como o adolescente, embora menor de idade, necessita de um tempo sozinho com o médico, a consulta é realizada em "tempos" ou "momentos" diversos. Em um primeiro momento, o médico deve atender apenas o adolescente; posteriormente, é interessante que o responsável também se encontre presente, possibilitando um atendimento conjunto: médico/adolescente-acompanhante. A ordem desses tempos varia de serviço para serviço. Nos casos em que houver impossibilidade de uma relação direta apenas com o adolescente (p. ex., um portador de deficiência mental), a consulta é realizada em um único momento: médico/acompanhante-adolescente.

- **Sigilo e confidencialidade**. De acordo com o artigo 103 do Código de Ética Médica, pode-se garantir sigilo ao paciente menor de idade, desde que não incorra em risco de vida para ele ou para terceiros. Isso significa que os pais ou responsáveis somente serão informados do conteúdo das consultas, como nas questões relacionadas à sexualidade e à prescrição de métodos contraceptivos, com o expresso consentimento do adolescente. Em todas as situações em que houver necessidade de quebra de sigilo, o adolescente deverá ser informado, justificando-se os motivos para essa atitude. Nas situações consideradas de risco (p. ex.: gravidez, abuso de drogas, não adesão a tratamentos, doenças graves, suicídio) ou quando for necessária a realização de procedimentos de maior complexidade (biópsias e intervenções cirúrgicas), tornam-se fundamentais a participação e/ou o consentimento dos pais ou responsáveis.

O exame físico

O exame do adolescente deve ser realizado em recinto privado, e cada etapa deve ser explicada ao paciente.

Quando se tratar de paciente do sexo oposto ao do examinador, é recomendável a presença de outra pessoa na sala (acompanhante ou profissional da saúde, conforme a aceitação do adolescente).

O médico deve verificar, além dos sinais vitais, peso e estatura, assim como o estágio de desenvolvimento em que o adolescente se encontra, comparando os resultados com os referenciais gráficos disponíveis. Os dados obtidos e as transformações corporais normais da puberdade devem ser discutidos com o adolescente, afim de que ele possa aproveitar esse momento para esclarecer todas as suas dúvidas.

Além do exame geral completo, o pediatra deve realizar um exame cuidadoso da pele e avaliar a coluna vertebral, para identificação de eventuais assimetrias ou deformidades.

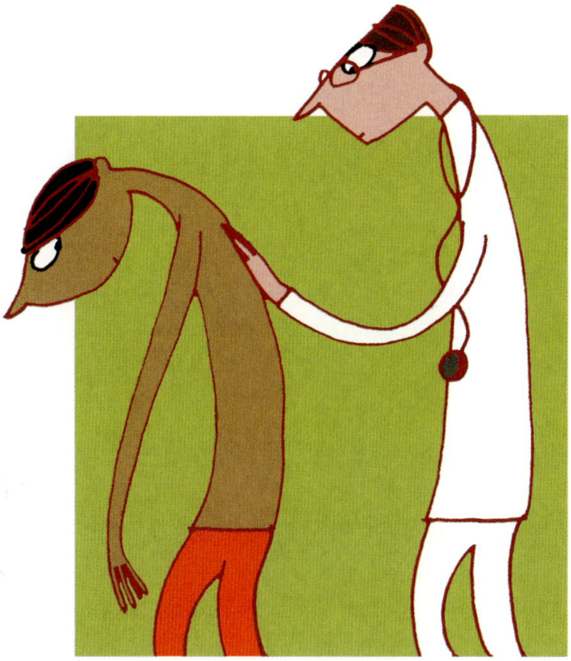

Por último, realiza-se o exame do aparelho genital. No caso das meninas, verificam-se as mamas e é feita a inspeção da genitália externa. Em relação aos meninos, o pediatra deve verificar se os testículos estão presentes na região escrotal, se há ocorrência de varizes (varicocele) ou fimose.

O QUE OBSERVAR

- Varizes são veias dilatadas junto aos testículos que podem doer e prejudicar a formação de espermatozoides.
- Fimose é a dificuldade em expor a glande (a cabeça do pênis) porque existe um estreitamento no prepúcio (dobra da pele), que o recobre.

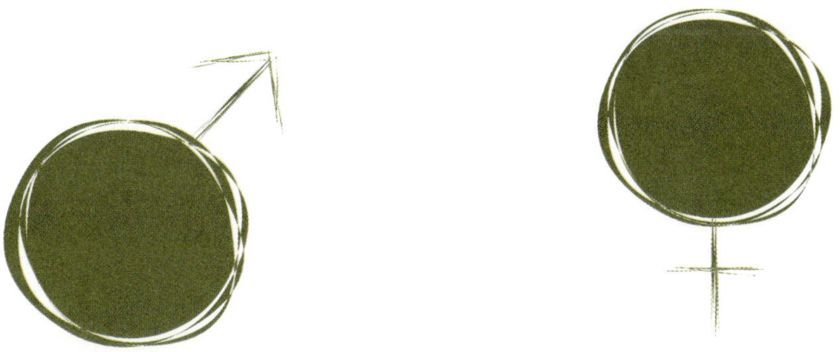

O QUE VOCÊ DEVE SABER

Após o exame, devem ser apresentadas ao adolescente e aos seus responsáveis as principais conclusões e orientações a serem adotadas, incluindo o retorno para o acompanhamento do desenvolvimento do adolescente.

ATENÇÃO

O exame pélvico nas meninas deve ser realizado pelo ginecologista e está indicado para os seguintes casos:

- adolescentes que já iniciaram atividade sexual;
- suspeita de gravidez;
- abuso sexual;
- adolescentes com 16 anos que ainda não menstruaram e naquelas em que haja sinais de virilização;
- quando houver queixa de cólicas resistentes a tratamento ou corrimentos persistentes.

Alimentação na adolescência

Este período de desenvolvimento apresenta também várias alterações psicológicas, sociais e comportamentais, e caracteriza-se por:

- busca crescente de independência, autonomia e pela definição da própria identidade;
- diminuição da autoestima, possível isolamento, maior risco de comportamentos agressivos ou contrários à ordem familiar ou social;
- maior influência da opinião dos amigos;
- aumento das exigências escolares e, em muitos casos, do trabalho;
- pressões familiares, que interferem e podem modificar profundamente o comportamento alimentar do adolescente, colocando-o em um grupo de risco nutricional.

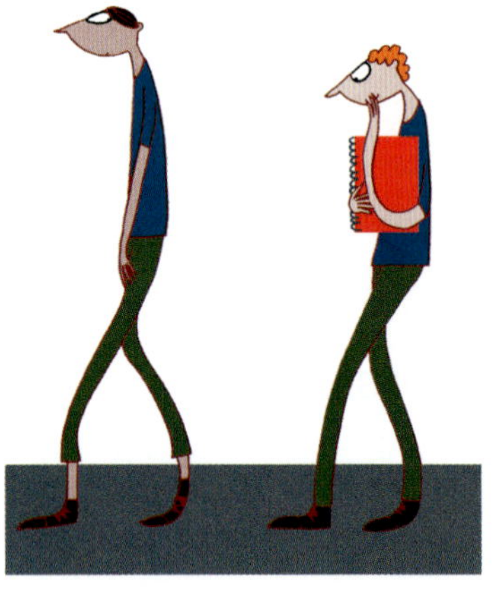

Influências na alimentação do adolescente

Ao chegarem à adolescência, os jovens mostram preferências alimentares fortemente estabelecidas, que estão vinculadas à influência familiar e às suas experiências com os alimentos.

Normalmente, quanto maior a idade do adolescente, menor o número de refeições que realiza em ambiente familiar. Nesse período, a forma como os amigos se alimentam torna-se a principal influência em seu padrão de alimentação.

O QUE OBSERVAR

No pico de crescimento durante a puberdade (estirão puberal), um adolescente pode crescer de 10 a 14 cm em um ano. Esse aumento de estatura tão intenso ocorre paralelamente a marcantes modificações corporais, que resultam em:

- aumento da massa magra (livre de gordura);
- alterações na quantidade e na distribuição de gordura no corpo;
- aumento de alguns órgãos, como os genitais, as mamas e as vísceras.

ATENÇÃO

Nessa fase de crescimento e desenvolvimento intenso, a necessidade de substâncias nutritivas é maior, por isso, deve haver adequação da quantidade de alimentos ingeridos, com atenção à qualidade nutricional da dieta.

Os hábitos alimentares são frequentemente um problema para os adolescentes. O número de adolescentes que se alimenta mal é muito grande, observando-se carência frequente de ferro (carnes), cálcio (leite e derivados), vitamina C (sucos cítricos) e vitamina A (vegetais amarelos, p. ex.).

Por que o adolescente costuma ter uma alimentação menos saudável?

- Ficam pouco em casa e passam mais tempo com os amigos. A maioria realiza apenas uma refeição com os familiares, que poderiam preparar a comida e supervisionar a quantidade e a qualidade dos alimentos ingeridos pelo adolescente durante o dia.

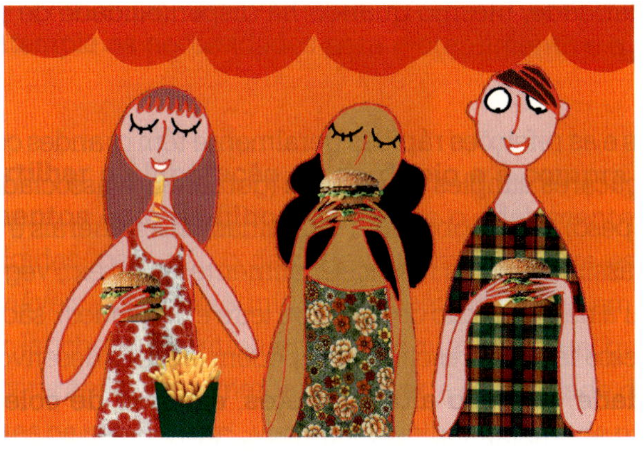

- Normalmente, não gostam de se esforçar muito, o que os leva a preferirem uma alimentação facilitada: comidas prontas, sanduíches, bolos, salgadinhos e bolachas (é só abrir e comer!).

- Uma das primeiras formas de os adolescentes mostrarem a sua independência é fazendo as próprias escolhas alimentares e contrariando a "alimentação mais saudável" estipulada pelos pais.

- Há tantos assuntos para tratar com o filho nessa fase que os pais, muitas vezes, esquecem-se da nutrição ou a consideram de menor importância.

- Muitos pais acham que não podem controlar mais o que seus filhos comem e preferem evitar atritos.

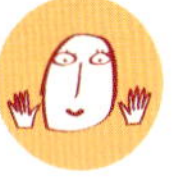

O QUE VOCÊ DEVE FAZER

Aproximadamente 30% dos adolescentes pulam ou realizam de forma inadequada o café da manhã, e isso pode levar a um menor rendimento escolar. Para evitar que isso aconteça, fique atento para algumas dicas:

- à noite, definir com o adolescente o que será ingerido no café da manhã do dia seguinte;

- se houver pouco tempo para essa refeição, procure oferecer alimentos lácteos (leite, iogurte, queijo etc.) com gordura reduzida e frutas frescas.

- **Praticar atividade física regularmente, sobretudo exercícios de resistência**: atividades de impacto com saltos ou corrida, como basquete e futebol, bem como exercícios de força, como musculação (10 a 15 repetições, com intensidade moderada) desde que com orientação de profissional experiente. Nesta fase de crescimento, os exercícios de resistência, como corrida e natação, contribuem para a aquisição de uma melhor densidade mineral óssea.

- **Fazer atividades ao ar livre**, proporcionando a exposição regular à luz do sol e respeitando os horários em que a incidência dos raios solares não é prejudicial à saúde. O sol ajuda a formar a vitamina D existente na pele, contribuindo para o aumento dessa vitamina no organismo.

O QUE VOCÊ DEVE FAZER

Ofereça para seu filho alimentos enriquecidos com ferro ou ricos nesse mineral, como: carnes de ave, gado, peixes, vísceras (fígado), vegetais de folhas verde-escuras (couve, agrião e rúcula), leguminosas (feijões, lentilha, ervilha e soja), sementes de girassol e abóbora e gema de ovo.

A importância do ferro

O ferro na adolescência é especialmente importante para as meninas por causa das perdas menstruais. Para os meninos, em função do aumento da massa muscular e do volume sanguíneo, torna-se fundamental para o organismo.

A recusa alimentar na adolescência

Problemas relacionados à recusa alimentar em crianças estão cada vez mais comuns. Essa tendência também é observada entre os adolescentes.

O comportamento dos pais pode ter interferência direta na relação da criança com a alimentação. Problemas como alcoolismo dos pais aumentam o risco de desenvolvimento de distúrbios do apetite nos filhos.

ATENÇÃO

Os transtornos alimentares têm sido associados a baixa autoestima, solidão e dificuldades de relacionamento social. Esses sentimentos podem se manifestar quando as necessidades emocionais do adolescente não estão sendo alcançadas, como no caso de problemas familiares.

Por outro lado, mães com problemas alimentares, como as que fazem dietas exageradas, que têm comportamentos de anorexia ou bulimia, ou que apresentam obesidade ou compulsão, favorecem a presença de distúrbios alimentares nos filhos. Também se observou que meninas com transtornos alimentares normalmente têm pai ou irmãos que criticam seu peso corporal.

Os pequenos desvios iniciais podem evoluir para bulimia (adolescente que se habitua a provocar vômitos após a ingestão de alimentos) ou a anorexia nervosa (recusa completa ou ingestão em quantidades mínimas de alimentos), ambos distúrbios de maior gravidade, ligados em maior ou menor intensidade a distúrbios familiares afetivos e comportamentais.

A **anorexia nervosa** é uma doença que afeta especialmente meninas, adolescentes e adultas jovens, que possuem enorme dificuldade de aceitação do próprio peso corporal. Sempre acham que o peso é exagerado, mesmo estando extremamente magras. Por isso, fazem qualquer coisa para não ganhar ou para perder peso, como vomitar, tomar laxantes ou medicamentos, não comer ou até mesmo praticar atividade física de modo exagerado.

A **bulimia** é mais frequente em adolescentes um pouco mais velhas e caracteriza-se por uma enorme perda de controle sobre a alimentação (episódios compulsivos), acompanhada de uma grande culpa. Nesse momento, podem vomitar ou parar de comer para tentar perder o peso que supostamente adquiriram minutos atrás.

Crianças e adolescentes também são bombardeados pelas mensagens da mídia e da sociedade de que o indivíduo magro é bonito e de que o gordo é socialmente inaceitável, o que também pode favorecer o desenvolvimento de transtornos alimentares.

Por estarem associados a um biotipo mais magro, alguns grupos estão mais sujeitos a desenvolver transtornos alimentares. Entre eles, estão: modelos, dançarinos, ginastas, corredores de longa distância.

Como evitar níveis altos de colesterol na adolescência

Normalmente, os adolescentes excedem as recomendações de consumo de gordura total, saturada e colesterol. Estudos mostram que aproximadamente um terço deles tem níveis anormalmente elevados de colesterol sanguíneo. Além disso, após realizada a ultrassonografia da carótida (artéria calibrosa localizada no pescoço) desses jovens, verificou-se que eles já apresentavam aterosclerose, ou seja, aumento das gorduras sanguíneas, que podem se depositar em pequenos vasos (veias ou artérias) elevando o risco para a formação de coágulos, acidentes vasculares, **derrames e infartos**. Por essas razões, estudiosos têm recomendado estratégias (p. ex.: diminuir o consumo de gorduras saturadas e gorduras trans) para crianças e adolescentes, com o objetivo de reduzir, na vida adulta, o risco de aterosclerose e suas consequências.

O QUE OBSERVAR

Alguns sintomas ajudam a identificar adolescentes com transtornos alimentares:

- excessiva perda de peso em um período relativamente pequeno;
- realização de dietas mesmo estando magro;
- insatisfação com a aparência, acreditando estar obeso;
- obsessão por exercícios físicos;
- depressão;
- ausência de menstruação (amenorreia);
- ocorrência de vômitos ou utilização de drogas que estimulem o vômito.

CONSULTE O PEDIATRA

Caso perceba um ou mais dos sintomas citados acima em seu filho, procure o pediatra o quanto antes.

O QUE VOCÊ DEVE FAZER

Estimule seu filho a ter hábitos alimentares mais saudáveis, limitando a ingestão de gordura e colesterol. A gordura total não deve exceder 30% do total das calorias, a gordura saturada não mais que 10%, e o consumo do colesterol deve ser inferior a 300 mg por dia. Evitar frituras, embutidos e alimentos ricos em açúcar, como os doces, pode ajudar a controlar a ingestão de gorduras.

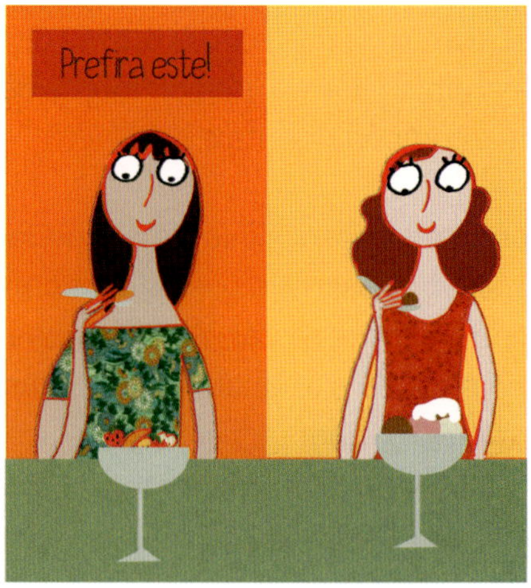

O uso de suplementos alimentares

Adolescentes atletas podem ficar tentados a utilizar suplementos ou produtos em pó com proteínas ou calorias e vitaminas para melhorar a sua *performance* atlética. Entretanto, esses produtos são caros, a maioria não tem efeito comprovado e devem ser avaliados por um médico quanto à sua toxicidade e à interferência no crescimento e desenvolvimento do jovem.

ATENÇÃO

Os esteroides anabolizantes quer seja sob forma medicamentosa ou de suplementos, muito frequentemente indicados por colegas para ganho de músculos, não devem ser utilizados. Apesar de estimularem o desenvolvimento muscular, causam efeitos deletérios à saúde e o seu uso é ilegal. Podem provocar alterações no fígado e até levar à morte.

Nos meninos, esses hormônios masculinos sintéticos podem ser prejudiciais para os testículos, causar o aumento das mamas e interromper o crescimento. Nas meninas, causam masculinização, como aumento de pelos corporais. Esses esteroides alteram o colesterol sanguíneo e podem aumentar o risco de doenças cardíacas. A sua utilização a longo prazo está associada a hepatites graves.

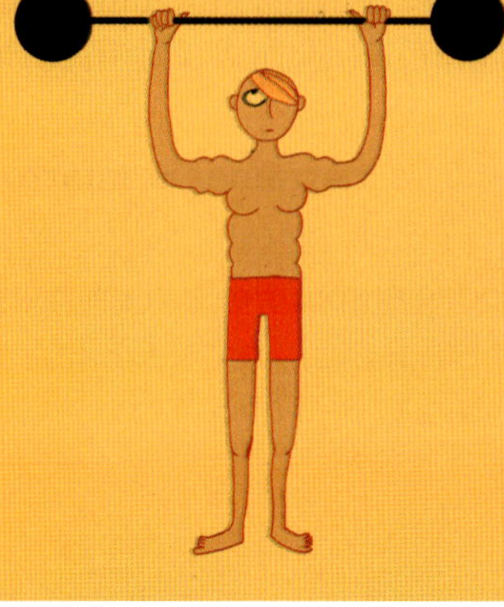

Crescimento e desenvolvimento na adolescência

A adolescência é o período intermediário entre a infância e a fase adulta. Embora biologicamente considerada pela Organização Mundial da Saúde (OMS) como o período de 10 a 20 anos, tem variações etárias para os diferentes padrões legais das diversas nações. No Brasil, o Estatuto da Criança e do Adolescente considera adolescente aquele que tem entre 12 e 18 anos .

Às profundas transformações psicossexuais que ocorrem na adolescência, somam-se as transformações biológicas, destacando-se o aparecimento de caracteres sexuais (características específicas da sexualidade de meninos e meninas).

Por puberdade se entendem as variações no organismo (somáticas) que ocorrem na adolescência. Mesmo após ter sido atingida a maturação biológica, o fenômeno "adolescência" ainda pode persistir por vários anos.

Mudanças no corpo

Embora muitos sistemas do organismo sofram modificações ao longo da adolescência, como o cardiorrespiratório e o genital, o peso, a altura e os caracteres sexuais são os mais perceptíveis.

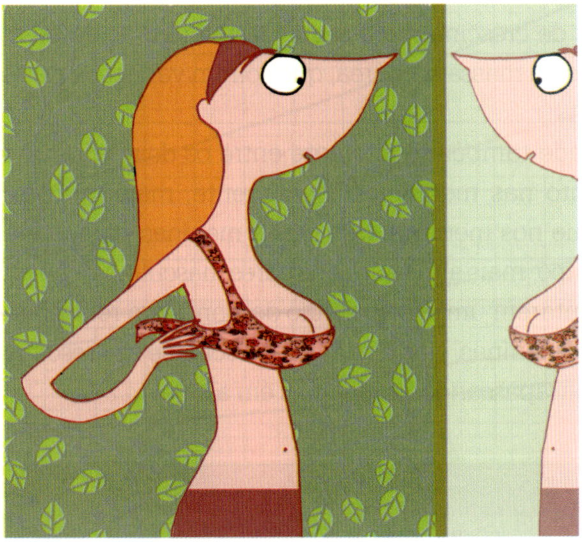

O QUE VOCÊ DEVE SABER

Os primeiros sinais da puberdade na menina ocorrem entre 8 e 12 anos de idade; nos meninos, entre 10 e 14 anos.

CURIOSIDADE

O Estatuto da Criança e do Adolescente (ECA) define como adolescente o jovem com 12 a 18 anos de idade. A Sociedade Brasileira de Pediatria considera, desde 2010, que a adolescência inicia aos 10 anos e estende-se até os 20 anos de idade.

Estatura x idade (OMS): meninos de 5 a 19 anos

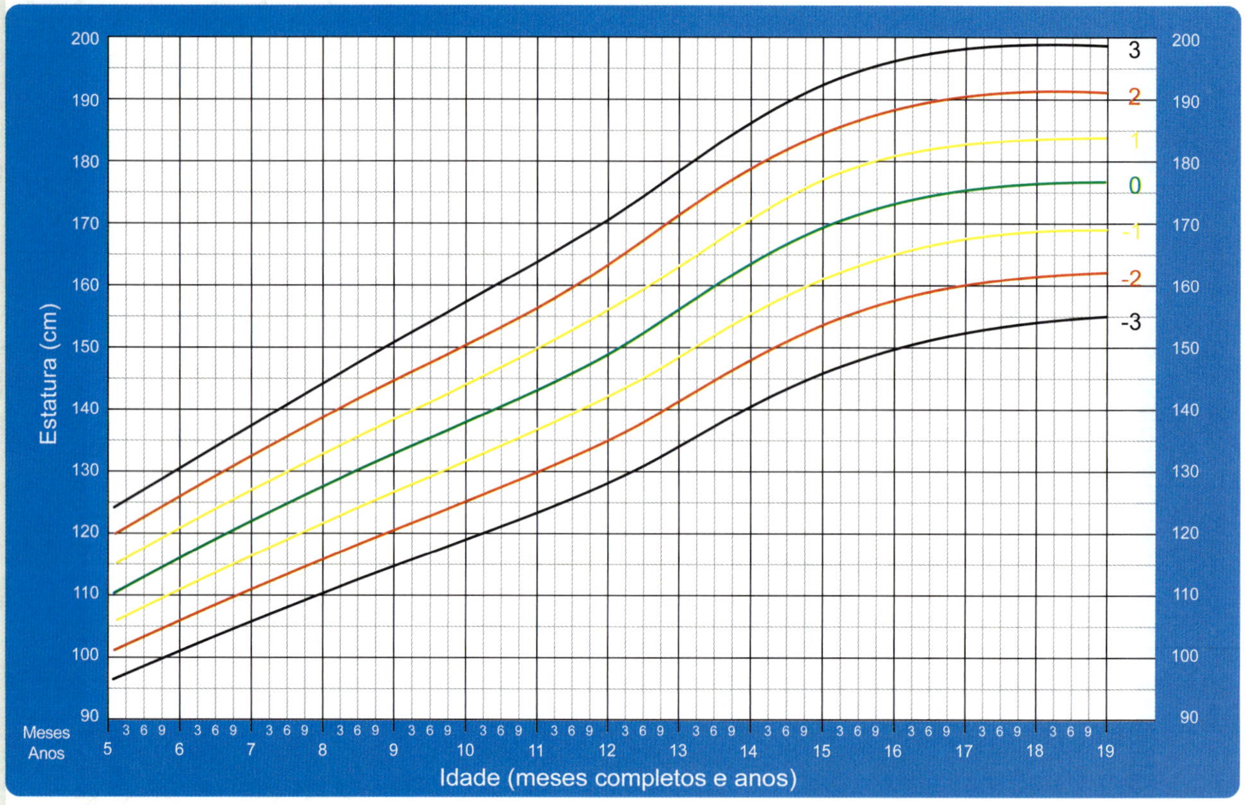

Estatura x idade (OMS): meninas de 5 a 19 anos

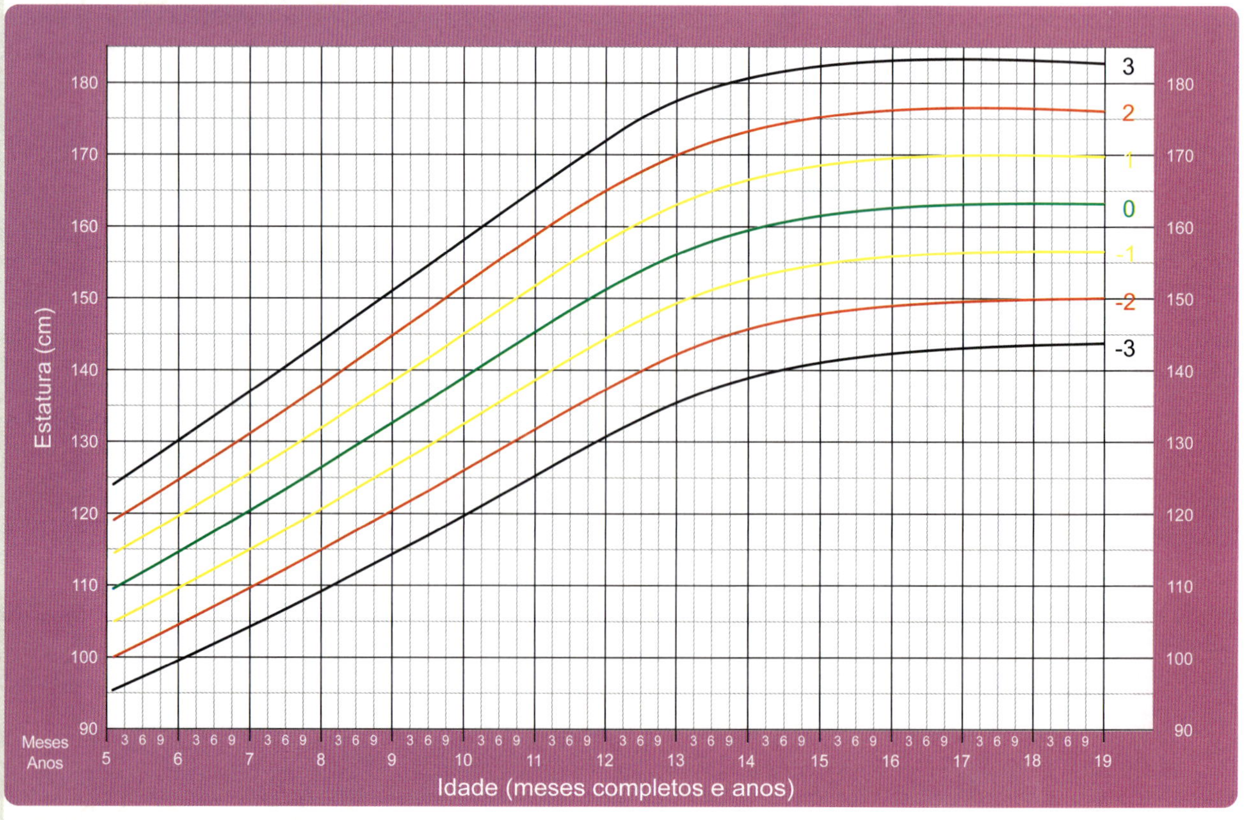

IMC x idade (OMS): meninos de 5 a 19 anos

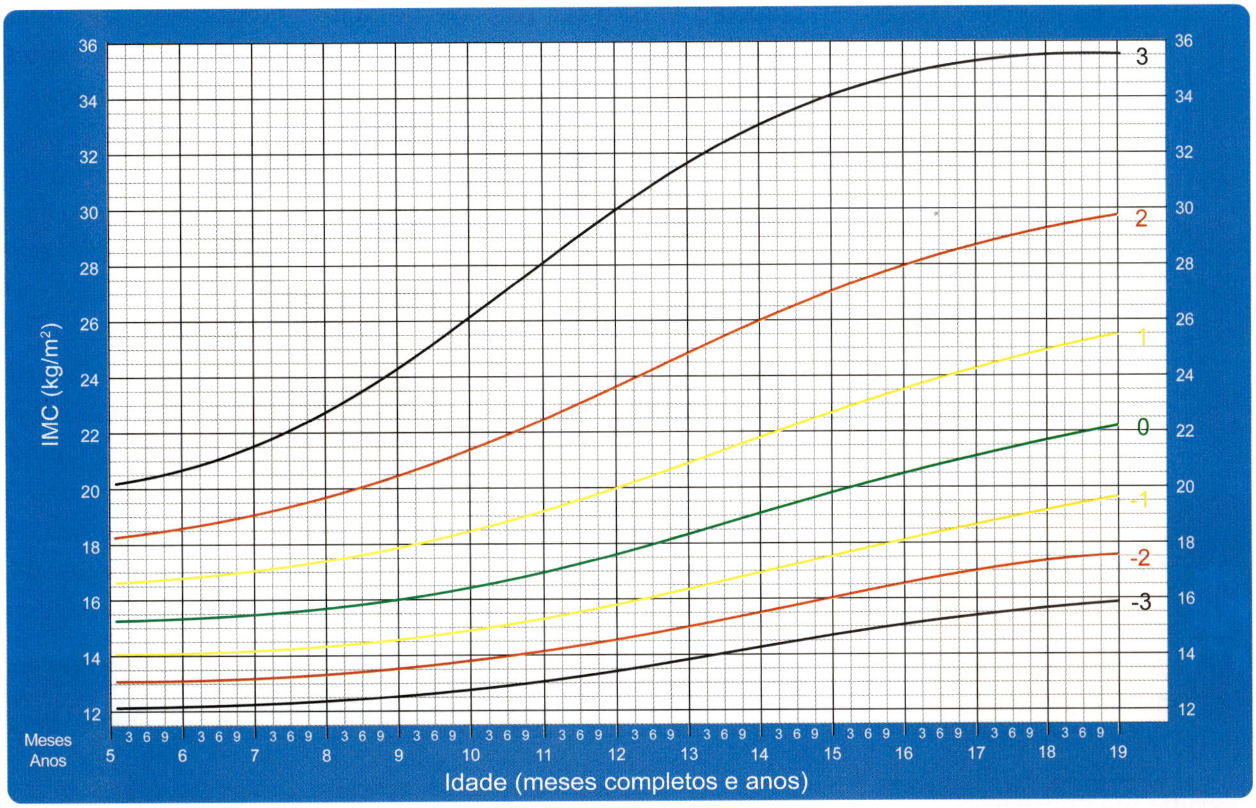

IMC x idade (OMS): meninas de 5 a 19 anos

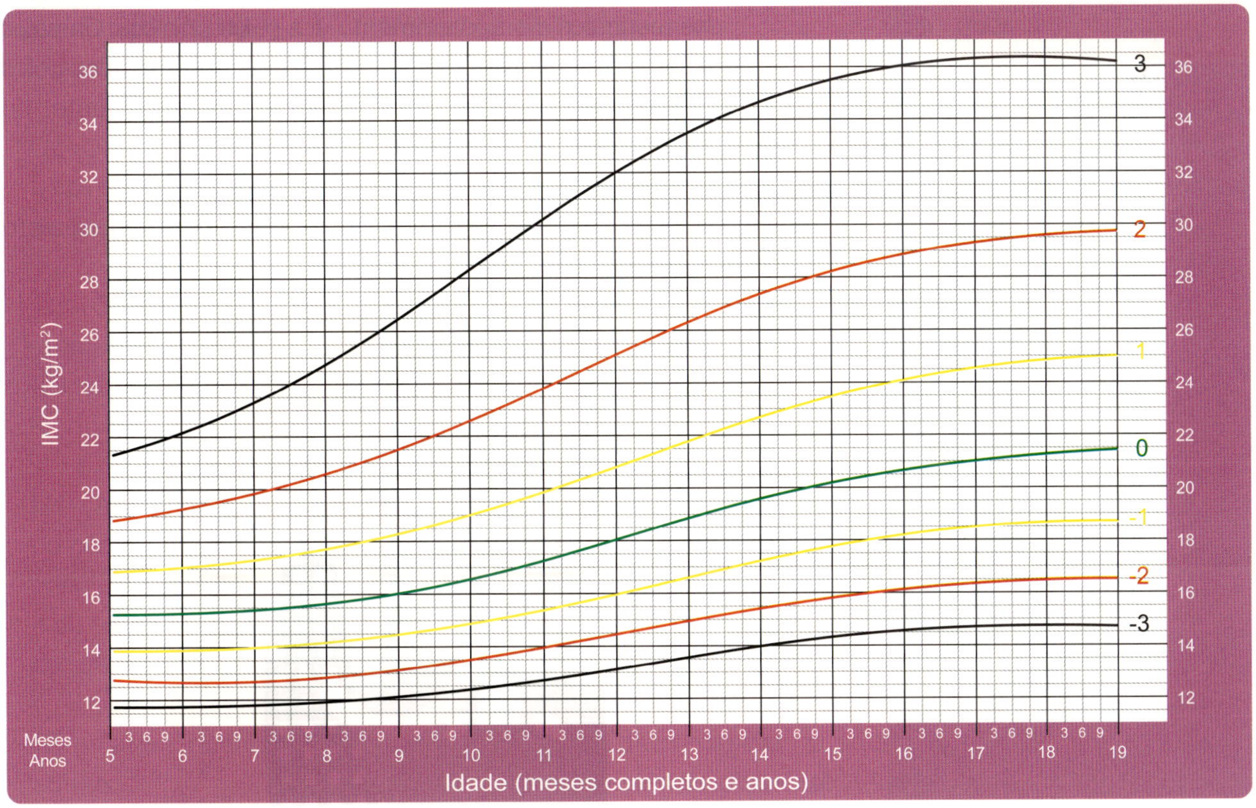

Desenvolvimento puberal feminino

Mamas	Idade	Pelos púbicos	Idade
M1 – Fase pré-adolescência: elevação das papilas	Até 8 anos	P1 – Fase pré-adolescência: não há pelugem	Até 9 anos
M2 – Mamas em fase de botão: elevação da mama e aréola como pequeno montículo	8 a 13 anos	P2 – Presença de pelos longos, macios, ligeiramente pigmentados, ao longo dos grandes lábios	9 a 14 anos
M3 – Maior aumento da mama, sem separação dos contornos	10 a 14 anos	P3 – Pelos mais escuros, ásperos, sobre o púbis	10 a 14,5 anos
M4 – Projeção da aréola e das papilas para formar montículo secundário por cima da mama	11 a 15 anos	P4 – Pelugem do tipo adulto, mas a área coberta é consideravelmente menor que no adulto	11 a 15 anos
M5 – Características do adulto, com saliência somente das papilas	13 a 16 anos	P5 – Características do adulto: pelos cobrindo todo o púbis e a virilha	12 a 16,5 anos

O QUE VOCÊ DEVE SABER

O fenômeno pubertário é desencadeado e modelado por fatores neuroendócrinos complexos e não totalmente conhecidos.

Quais fatores determinam o aparecimento e o crescimento dos caracteres sexuais?

Resumidamente, há três fatores que influenciam o aparecimento e o crescimento dos caracteres sexuais: genético, socioambiental e étnico. Além disso, no fenômeno que se pode chamar de **pubertário**, há grande influência de fatores neuroendócrinos.

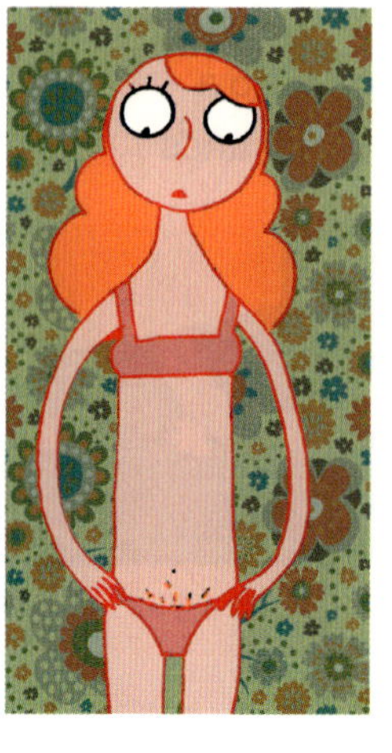

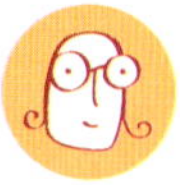 O QUE OBSERVAR

Alguns sinais de que a puberdade feminina está ocorrendo podem ser:

- A primeira manifestação visível de puberdade na maioria das meninas é o surgimento do broto mamário, em média, aos 9 anos de idade.
- Os pelos nas axilas surgem, em média, aos 10 anos de idade, acompanhados pelo desenvolvimento das glândulas sudoríparas, que produzem suor.
- Os primeiros ciclos menstruais são geralmente irregulares, com a menarca ocorrendo aos 12 anos e 6 meses, podendo permanecer assim por até dois ou três anos.
- Estirão do crescimento.
- As adolescentes ainda crescem, em média, de 4 a 6 cm nos dois ou três anos após a primeira menstruação.
- Os quadris alargam-se e a cintura fica mais fina.

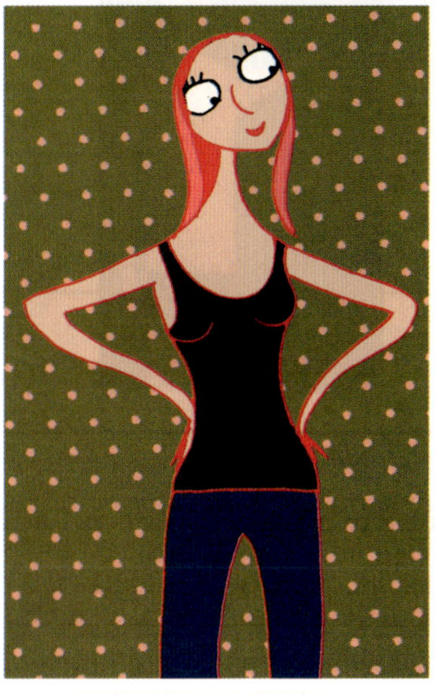

Meninos

- **Início da puberdade**. Os meninos entram na puberdade, aproximadamente, 2 anos depois das meninas, mas **crescem por mais tempo e com uma velocidade maior**. Observando-se, por exemplo, alunos de 5ª a 7ª série do ensino fundamental, em média, as meninas são mais altas que os meninos. Quando se analisa esse mesmo grupo alguns anos depois, é possível constatar que a situação se inverte, e os meninos estão maiores que as meninas.

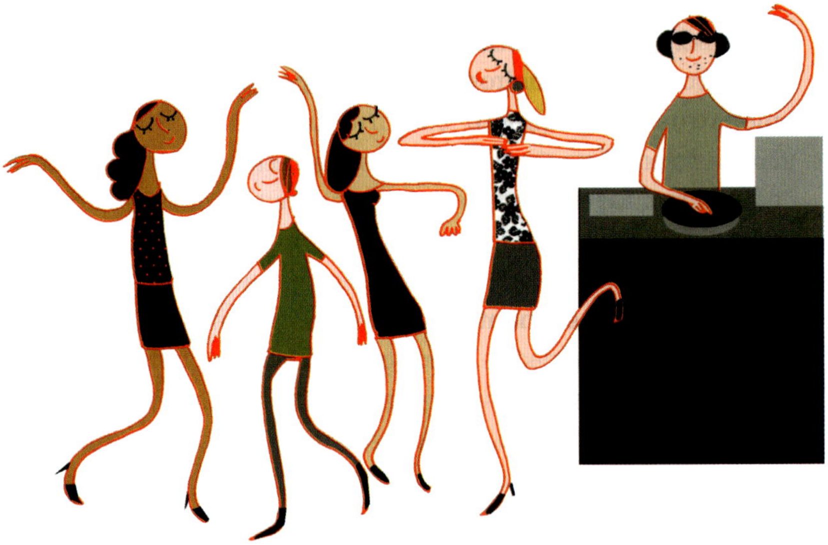

- **O aumento do volume testicular**. A primeira manifestação de puberdade no sexo masculino é o aumento do volume testicular. Considera-se que **um menino entra na puberdade quando o volume testicular está acima de 3 a 4 mL ou cm³** (essa medida é realizada pelo hebiatra/pediatra por meio de aparelhos específicos denominados orquidômetro ou orquímetro). Muitas vezes, essa alteração passa despercebida pelos adolescentes que estão mais preocupados com o crescimento do pênis, o que só vai acontecer posteriormente. Por isso mesmo, **é comum o médico ser procurado por queixa de pênis pequeno**, principalmente quando o adolescente é gordinho e o depósito de tecido gorduroso na região púbica atrapalha a visualização adequada. Esse fato, somado ao aumento do volume testicular, pode dar uma falsa impressão de que, além de não estar aumentando, proporcionalmente, o pênis parece estar diminuindo. A conduta, nesse caso, deve ser de apoio e orientação. Também é importante saber que o pênis aumenta primeiro em comprimento e só depois em largura.

O QUE VOCÊ DEVE FAZER

Procure orientar seu filho sobre as alterações no corpo que caracterizam o início da puberdade.

- **O estirão de crescimento**. Quanto ao crescimento físico, o estirão nos meninos, diferentemente das meninas, ocorre em fases mais avançadas do desenvolvimento, sendo que **o pico máximo (aumento de 10 a 12 cm/ano) ocorre no penúltimo estágio**, quando o adolescente já ejacula. De modo semelhante, o desenvolvimento muscular, tão valorizado atualmente pelos meninos como sinal de força e virilidade, **ocorre nessa mesma fase**, coincidindo com o pico do estirão de crescimento.

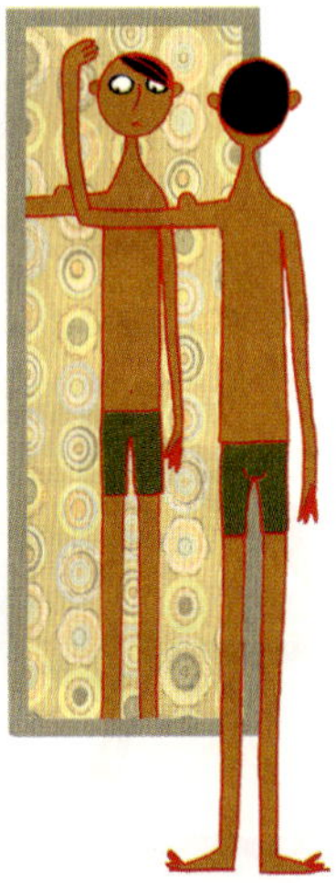

O crescimento na adolescência acontece de forma desarmônica: primeiro crescem as extremidades, para depois crescer o tronco. Quem convive com adolescentes sabe que a primeira coisa que eles perdem, quando começam a crescer, são os tênis. Essas características são as principais responsáveis pelo **aspecto desengonçado** dos adolescentes. Não é à toa que são desajeitados, derrubam coisas com maior frequência, parecem estar sempre trombando nos objetos – eles perdem, por algum tempo, a noção de sua dimensão corporal e encontram-se, portanto, em processo de estruturação da autoimagem definitiva.

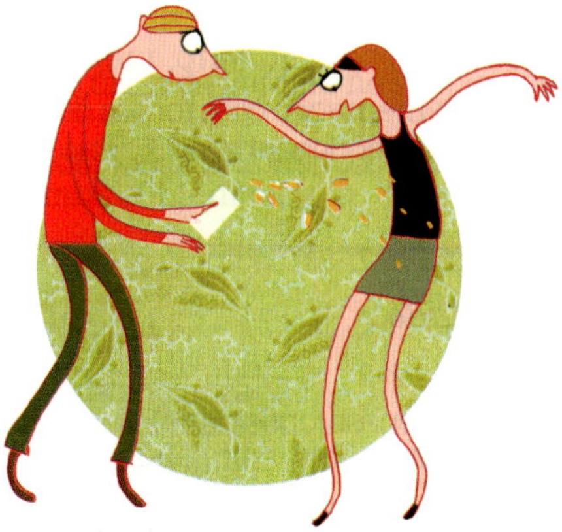

O QUE VOCÊ DEVE SABER

O desenvolvimento muscular e o pico do estirão de crescimento ocorrem na penúltima fase da adolescência, quando o jovem tem entre 11,5 e 16 anos de idade.

Para mais informações, consulte o capítulo "Crescimento e desenvolvimento na adolescência".

CURIOSIDADE

A primeira ejaculação ocorre em média por volta dos 13 anos de idade.

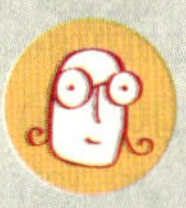

O QUE OBSERVAR

Fique atento se seu filho apresentar:

- preocupação excessiva com o peso;
- distorção da imagem corporal, ou seja, achar que está gordo(a), mesmo encontrando-se com o peso normal, com excessiva influência do peso ou das formas corporais na autoavaliação e negação da gravidade do baixo peso;
- mudança de hábitos alimentares, como preferência pelo consumo apenas de saladas e frutas, procura excessiva de alimentos *light* e *diet*, redução brusca na quantidade de alimentos ingeridos;
- sintomas de depressão (desânimo, isolamento social, sonolência constante);
- sinais de enchimento/esvaziamento gástrico fora do normal (relato de estômago "cheio" mesmo sem ter se alimentado ou tendo ingerido muito pouco alimento).

Como é feito o tratamento da obesidade?

O objetivo principal do tratamento é a adoção de hábitos saudáveis: reeducação alimentar e estimulação do gosto pela atividade física, sendo imprescindível o envolvimento e o apoio da família. A princípio, não se recomenda a utilização de medicamentos ou cirurgias redutoras de estômago para adolescentes.

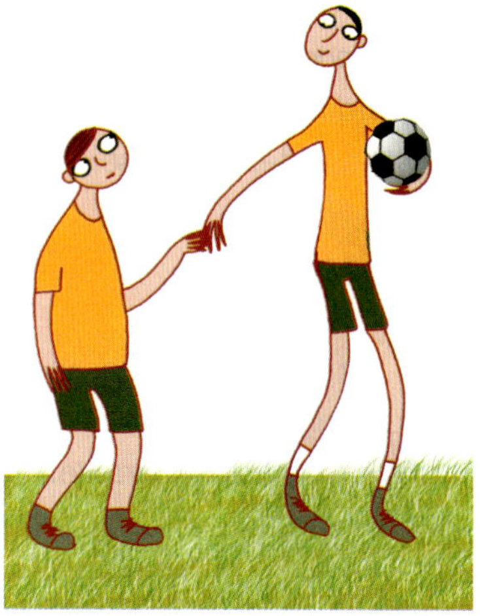

Transtornos alimentares

Os distúrbios do comportamento alimentar – **anorexia nervosa e bulimia nervosa** – apresentam, como característica comum, a distorção da própria imagem corporal e um medo mórbido de engordar. Nos dois distúrbios, chamam a atenção as alterações do hábito alimentar, associadas a medidas de controle de peso, como:

- abuso do uso de laxativos, diuréticos e anfetaminas;
- vômitos autoinduzidos;
- prática de atividades físicas rigorosas.

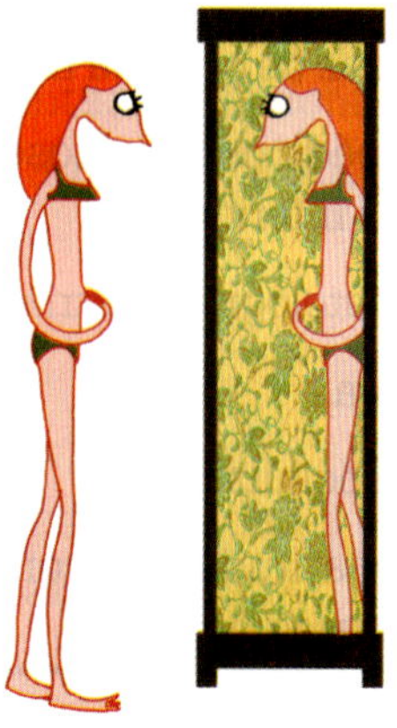

Como deve ser feito o tratamento dos transtornos alimentares?
O tratamento deve ser conduzido por equipe multidisciplinar: pediatra/hebiatra ou clínico, nutricionista, psicólogo, psiquiatra e enfermeiro, procurando-se:

- corrigir as deficiências nutricionais, com suplementação quando necessário;
- reeducação alimentar;
- psicoterapia de apoio;
- uso de medicação (antidepressivos) quando indicado.

Baixa estatura e atraso constitucional do crescimento e da puberdade

Considera-se **atraso puberal** quando não aparecem os primeiros sinais de puberdade até a idade de 13 anos nas meninas (broto mamário) e 14 anos nos meninos (aumento do volume testicular).

A causa mais comum desse tipo de problema é constitucional, ou seja, está relacionada às características individuais e à predisposição hereditária. **Não indica doença nem implica uso de medicamentos**. É entendida como uma variante normal do crescimento.

É mais comum nos meninos que, apesar de terem peso e estatura normais ao nascimento, sempre estiveram abaixo da média de altura para sua idade, e, na adolescência, passam a apresentar uma diferença maior em relação aos colegas – exatamente porque não entraram na puberdade e, consequentemente, não apresentaram o segundo estirão de crescimento. Em geral, há um quadro semelhante na família e, quando é realizada a radiografia de mãos e punhos para determinação da idade óssea, constata-se um atraso de 2 a 4 anos em relação à idade cronológica do adolescente.

Qual é a conduta a ser tomada?
A conduta é a orientação e o acompanhamento pelo pediatra; uma vez instalada a puberdade, **o adolescente deve atingir a estatura final compatível com o padrão familiar**.

ATENÇÃO

De modo semelhante à obesidade, é fundamental a participação ativa da família no apoio ao tratamento dos transtornos alimentares, não só buscando ajuda profissional, mas principalmente seguindo as orientações, aderindo à terapia familiar e responsabilizando-se pela alimentação dos filhos.

CONSULTE O PEDIATRA

Se perceber algum atraso ou tiver dúvidas quanto ao crescimento de seu filho, procure o pediatra/hebiatra para melhor orientação.

CONSULTE O DERMATOLOGISTA

A procura pelo dermatologista deve ocorrer nos casos de acne severa, quando houver resistência aos medicamentos ou indicação de isotretinoína oral (comercialmente conhecida como Roacutan®), bem como quando houver desejo de tratamento das marcas (*peelings*). O pediatra ou hebiatra pode orientar quando se deve procurar um dermatologista.

CURIOSIDADE

Apesar de existirem várias crendices em relação à acne, a maior parte delas não apresenta embasamento científico. Portanto: não há relação entre ingestão de chocolates e aparecimento de espinhas (a não ser que exista predisposição alérgica ao chocolate); cravos não são indicativos de sujeira; não há correlação entre prática masturbatória e ocorrência de acne, entre outros.

Ginecomastia

Ginecomastia puberal é a presença de broto mamário em meninos e decorre de um desequilíbrio transitório e fisiológico entre os hormônios masculinos e femininos. **É bastante comum em adolescentes sadios e normais**.

Pode estar presente em um ou nos dois lados e deve ser diferenciada da gordura localizada na região das mamas de adolescentes que se encontram acima do peso.

O tamanho é variável, normalmente de 1 a 4 cm, ocorrendo regressão espontânea, geralmente entre 6 meses e 2 anos após o surgimento.

É necessário tratamento?
Quando a massa se apresenta maior que 4 a 5 cm, ou quando não ocorre desaparecimento no período esperado (6 meses a 2 anos), indica-se correção cirúrgica, o que é raro ocorrer.

Acne

A grande maioria dos adolescentes apresenta algum tipo de lesão de pele, como cravos ou espinhas, diagnosticado como **acne juvenil**. Esse tipo de problema, tão frequente em adolescentes, está relacionado à produção hormonal (que aumenta significativamente nessa faixa etária) e à maior oleosidade da pele.

Como deve ser feito o tratamento da acne?
Existem vários graus de acne e, atualmente, dispõe-se de arsenal terapêutico bastante eficiente para o tratamento. Conforme o grau de comprometimento (I, II, III ou IV), pode-se optar por:

- sabonetes e secativos (grau I);
- cicatrizantes e/ou antibióticos (grau II);
- substâncias potentes, como a isotretinoína, capazes de promover a resolução do problema (grau IV).

ATENÇÃO

Lembre-se que cravos e espinhas, quando tratados precoce e devidamente, regridem; mas, para as cicatrizes de acne não tratada, não existe solução. Essas marcas na pele podem acarretar problemas emocionais para o adolescente e comprometer sua autoestima.

Saúde bucal na adolescência

Promover a saúde bucal contribui para a manutenção da saúde geral ao colaborar para o funcionamento adequado da digestão, da fala e da respiração.

A boca é um órgão formado pelos lábios, bochechas, língua, glândulas salivares, dentes e gengiva, e, além de ser importante para a alimentação, está ligada ao processo de socialização. É por meio da boca que nos relacionamos com as pessoas e com o mundo, permitindo ao ser humano comunicar-se e expressar sensações e emoções utilizando a fala, os ruídos, o canto, o sorriso, o beijo e o prazer de saborear os alimentos.

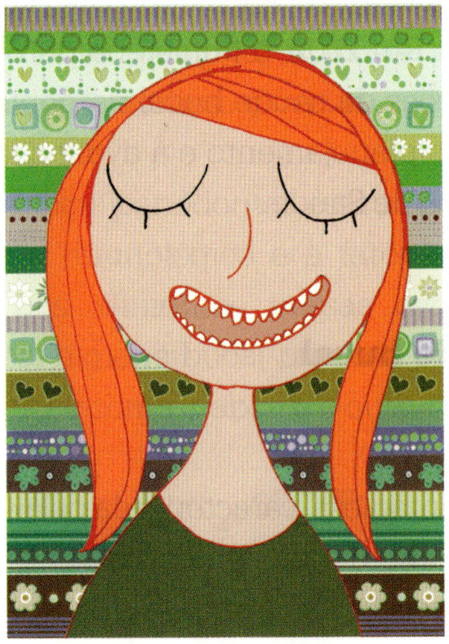

Nos últimos anos, a redução da incidência da cárie dentária foi possível por causa de uma série de ações:

- maior utilização de pastas dentárias contendo flúor;
- acréscimo de quantidade de flúor adequado na água de consumo da população;
- aplicação tópica de flúor por recomendação do dentista;
- diminuição do consumo de açúcares nas populações mais esclarecidas;
- higiene mais frequente e adequada dos dentes;

ATENÇÃO

Estabelecer um bom vínculo e uma boa parceria entre o adolescente e seu dentista contribui para proporcionar a saúde bucal nessa faixa etária.

Adolescentes

CURIOSIDADE

A epidemia de cáries dentárias que surgiu no século XX originou-se da exposição frequente e prolongada dos dentes ao açúcar.

ATENÇÃO

Alguns cuidados tomados durante a infância favorecem o desenvolvimento da face e, consequentemente, o correto posicionamento dos dentes na boca. O estímulo ao aleitamento materno é uma etapa importante para a oclusão adequada, e a presença de alimentos sólidos na dieta, dentro do preconizado pela pediatria, faz a criança exercer a função mastigatória, fundamental para o correto desenvolvimento da arcada dentária.

CONSULTE O DENTISTA

Caso perceba algum problema de oclusão dentária em seu filho, leve-o ao dentista. Somente ele poderá indicar a colocação de aparelho dentário ou ortodôntico, que serve para corrigir a posição dos dentes para fins estéticos ou funcionais. Seu uso pode ser necessário em qualquer das faixas etárias, de acordo com o problema apresentado. É muito comum ser indicado no início da puberdade, coincidindo com a etapa de maior crescimento do adolescente.

Os sintomas clássicos da gengivite incluem gengivas vermelhas, inchadas e sensíveis, que podem sangrar durante a escovação, além do recuo ou da retração da gengiva, que confere aos dentes uma aparência alongada.

A educação e a prevenção ainda são as melhores armas para combater a gengivite, que atinge 80% da população da América do Sul.

Má-oclusão dentária

Oclusão dentária significa o modo como os dentes se encaixam na boca. Problemas na oclusão podem trazer consequências para a saúde bucal. A seguir, o que deve ser observado para os pais perceberem que não está havendo uma boa oclusão.

Quais as causas para a má-oclusão?

Dentre as principais causas, podem ser citadas:

- **ausência de espaço para os dentes**: se a arcada dentária for pequena e os dentes forem muito grandes, não haverá espaço para todos os dentes, o que prejudica a oclusão adequada;

- **hábitos ruins**: o estímulo ao aleitamento materno é uma etapa importante para a oclusão adequada, e a introdução de alimentos sólidos na alimentação da criança, conforme indicação do pediatra, estimula a função mastigatória, a qual é importante para o correto desenvolvimento da face e, consequentemente, da arcada dentária;

- **extração precoce de dentes de leite** (por causa de traumatismos dentários, cáries profundas, entre outras), não preservando o espaço para o dente que vai nascer.

Fluorose

O flúor é importante na prevenção da cárie dentária. Entretanto, se ingerido em excesso, durante os anos em que os dentes estão se formando, pode causar um problema conhecido como fluorose, percebida na forma de manchas brancas ou escuras nos dentes.

Para prevenir a fluorose, em locais onde a água consumida já contém flúor, devem ser evitados a ingestão de complexos vitamínicos industrializados contendo essa substância e a ingestão acidental de dentifrícios com muito flúor.

Caso a fluorose se torne grave (verificado pelo dentista), o tratamento deve ser feito com microdesgaste do esmalte e técnicas restauradoras do dente.

Atualmente, o fator mais importante na prevenção da cárie é a presença constante do flúor, em quantidade adequada, na cavidade oral, participando ativamente de todos os processos de desmineralização/remineralização decorrentes da ingestão frequente de açúcar.

Mau hálito

As bactérias, presentes nas placas que se formam nos dentes, geralmente são as responsáveis pelo mau hálito.

Como evitar o mau hálito?

A escovação e o uso de fio dental, práticas que removem as bactérias, ajudam na manutenção de um hálito saudável. Antissépticos bucais, chicletes e balas apenas anulam temporariamente o mau hálito e não atuam no fator causal.

Erupção do dente do siso

O QUE VOCÊ DEVE SABER

Os terceiros molares, conhecidos como dentes do siso, tendem a desaparecer. Em algumas pessoas não há mais a formação do germe dentário do siso; em outras, podem estar na posição errada (horizontalmente) ou dentro do osso (sisos inclusos). Também podem ser congenitamente ausentes.

Quais as razões para a extração do dente do siso e os cuidados pré e pós-cirúrgicos?

As razões para a extração variam desde a não erupção do siso, ficando incluso ou semi-incluso no osso da mandíbula, muitas vezes por falta de espaço na arcada dentária, até por nascerem em posições erradas.

A visualização do problema por meio de radiografia panorâmica orienta o cirurgião-dentista nos procedimentos de extração. Os cuidados da cirurgia incluem assepsia e anestesia, além da presença de um profissional habilitado para esse procedimento.

Aos 13 anos, a maioria dos adolescentes possui quase todos os dentes permanentes, o que corresponde a um total de 28 dentes, faltando apenas 4 dentes (terceiros molares permanentes – **os sisos**) para completar a dentição, totalizando 32 dentes.

O QUE OBSERVAR

A fluorose é percebida na forma de manchas brancas ou escuras nos dentes.

As manchas nos dentes podem ser início de cárie dentária ou outra causa, como fluorose. O diagnóstico e a diferenciação devem ser feitos pelo dentista.

A fluorose manifesta-se principalmente pela alteração da cor do esmalte dos dentes, que podem assumir uma tonalidade esbranquiçada ou exibir pequenas manchas ou linhas brancas. Nos casos mais graves, apresenta uma coloração acastanhada ou marrom, podendo haver perda de estrutura dental.

CONSULTE O DENTISTA

Às vezes, acontecem problemas na erupção dos dentes (falta de espaço na boca ou dentes tortos empurrando os dentes vizinhos), causando dor, pressão, dificuldade em abrir a boca ou até mesmo uma inflamação na gengiva em volta do dente. Nesses casos, é necessária uma avaliação do dentista.

CURIOSIDADE

O termo siso origina-se da palavra latina *sensus* e significa juízo, prudência. Daí vem a relação entre o nascimento do dente e o amadurecimento do adolescente.

Algumas pessoas não possuem os dentes do siso, o que não significa problema algum. Outras precisam extraí-los, geralmente por falta de espaço.

Em geral, os dentes dos sisos nascem entre os 17 e 21 anos. É necessário um cuidado especial com a escovação deles, pois estão localizados no fundo da boca, em região de difícil acesso e visualização.

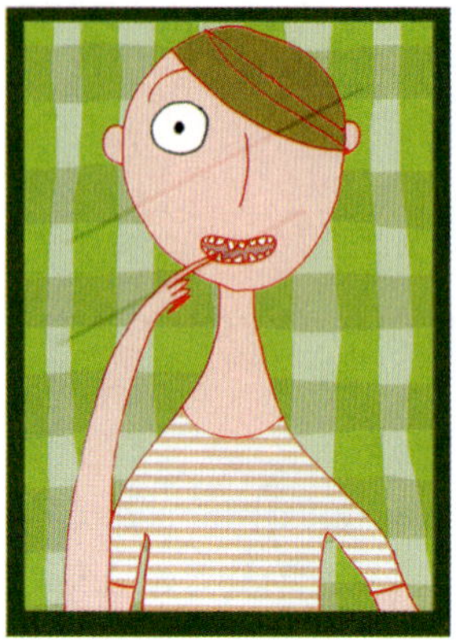

Erosão dentária

A erosão dentária é um desgaste dos dentes, provocado por substâncias ácidas. O consumo excessivo de refrigerantes (que contêm muito ácido) é uma das maiores causas de erosão entre os adolescentes. Portanto, **para prevenir** a erosão dentária, especialmente em adolescentes com histórico de desgaste (cáries, fluorose etc.) dos dentes, recomenda-se tomar pouco refrigerante e suco ácidos, e deve-se escovar os dentes logo após sua ingestão.

Traumatismo dentário

Quedas ou traumatismos na boca podem causar quebra ou a saída de um dente permanente.

O que fazer em caso de traumatismo dentário?

- Se houver quebra de um pedaço do dente, guarde-o em soro, leite ou água filtrada e leve-o ao dentista.

- Se o dente sair totalmente, ele deve ser segurado pela coroa (parte branca) – nunca pela raiz –, com muito cuidado. Se o dente estiver sujo, deve ser lavado com soro fisiológico ou leite, sem esfregar, e recolocado o mais rápido possível no lugar dele, para aumentar as chances de sucesso do implante.

- Caso não possa ser recolocado, o dente (devidamente lavado) deve ser guardado em um copo com leite, soro ou água filtrada e levado ao dentista.

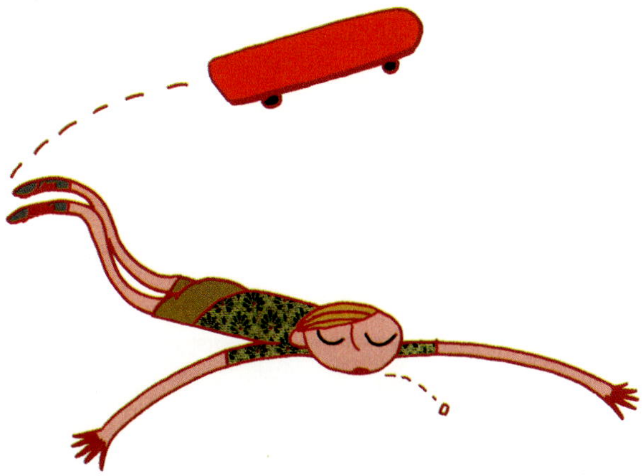

- Se não for possível lavar o dente logo após o ocorrido, mantê-lo embaixo da língua ou próximo da bochecha.

- Atenção: não limpe o dente com produtos químicos, como antissépticos, nem o escove ou raspe.

- Procure o dentista ou especialista rapidamente.

Correção da posição dos dentes pelo ortodontista
Se forem notados problemas no posicionamento dos dentes, o dentista deve avaliar a necessidade de corrigi-los com o uso de aparelho ortodôntico. A avaliação do estágio puberal pelo médico é importante, pois o crescimento da face e dos ossos pode indicar a necessidade de intervenção ortodôntica mais cedo do que a de costume. É muito comum a colocação de aparelho ortodôntico no início da puberdade (entre 11 e 13 anos de idade), coincidindo com a etapa de maior crescimento do adolescente e da face. É preciso lembrar que, dependendo do problema, o aparelho pode e deve ser colocado antes ou depois dessa faixa etária. O importante é sempre consultar o ortodontista para saber se a correção é necessária.

Comportamentos que podem influenciar a saúde bucal

- **Hábitos.** Alguns hábitos, como chupar o dedo ou o uso de chupeta após os 4 anos de idade, morder objetos, respirar pela boca e ranger os dentes, podem causar má-oclusão dentária ou quebra e desgaste dos dentes.

- **Fumo e álcool.** Fumo e ingestão de bebidas alcoólicas causam mau hálito, câncer bucal, manchas nos dentes ou doença periodontal.

ATENÇÃO

Em caso de traumatismo dentário, o dentista deve ser procurado imediatamente.

O QUE VOCÊ DEVE SABER

A segurança na prática de atividades físicas, esportes e brincadeiras é essencial para prevenir o traumatismo dentário. Para mais informações, consulte o capítulo "Alertas de segurança na adolescência".

ATENÇÃO

Alerte seu filho sobre os riscos desses hábitos para a saúde em geral e como eles afetam nossa vida social, profissional e amorosa.

O QUE VOCÊ DEVE SABER

O autocuidado em saúde bucal é extremamente importante. São ações fundamentais que seu filho deve praticar:

- escovar os dentes com pasta contendo flúor, pelo menos duas vezes ao dia;
- diminuir a frequência de ingestão de alimentos entre as refeições sem posterior higiene bucal (principalmente alimentos açucarados);
- desenvolver o hábito de examinar periodicamente a boca, a fim de identificar qualquer anormalidade.

A manutenção da saúde bucal, na adolescência, depende do autocuidado, tarefa que pode ser exercida com facilidade pelos jovens.

- ***Piercing*****.** O *piercing* oral, prática que tem se tornado comum entre alguns adolescentes, pode causar complicações, como infecção, edema da língua, sangramento de difícil controle e dificuldade para mastigar, falar ou engolir. Também existe o risco de obstrução respiratória com pinos e argolas, se aspirados, e de danos aos dentes e à gengiva em traumatismos ou acidentes. Se o adolescente insistir no uso do *piercing*, deve-se pedir para que o dentista o alerte sobre os riscos e dê mais orientações.

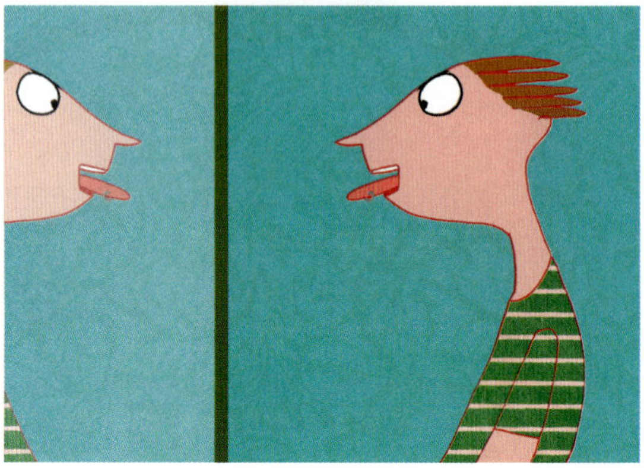

Promoção da saúde bucal

O QUE VOCÊ DEVE FAZER

Orientar seu filho para:

- **Escovar os dentes com pasta fluoretada**. A escovação dos dentes com pasta fluoretada é um excelente método de prevenção da cárie e da doença periodontal.
- **Escovar os dentes, à noite, antes de se deitar**: é muito importante, pois o tempo que se passa com a boa fechada, durante o sono, favorece a proliferação excessiva de bactérias se não for feita a escovação prévia.
- **Adquirir escovas dentais macias e pequenas**, para alcançar os dentes posteriores sem dificuldade, e substituí-las sempre que as cerdas começarem a virar para fora.
- **Faser uso do fio dental diariamente.**
- **Não usar pasta dental em excesso**: a quantidade de pasta a ser usada deve ser pequena, do tamanho de um grão de ervilha.
- **Não usar muita força na escovação** para evitar o desgaste dos dentes.
- **Consultar regularmente o dentista** para verificar se a técnica de escovação usada está sendo eficaz e se deve ser mantida.

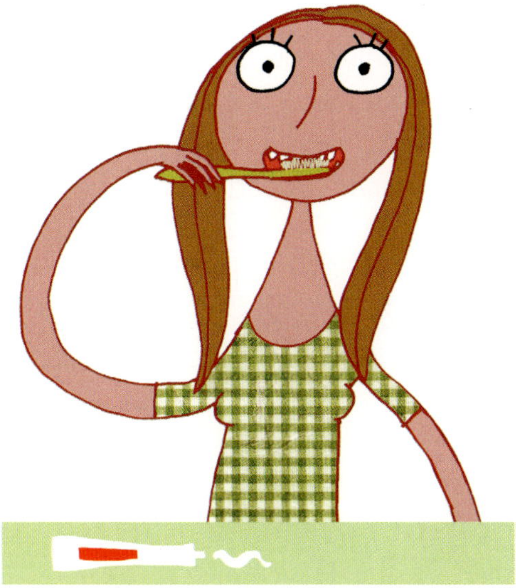

Como escovar os dentes?
Um método simples e eficiente é:

1. Iniciar a escovação pela face externa dos dentes da arcada superior, passando depois para a arcada inferior. Essas faces devem ser escovadas da gengiva para o dente, em movimentos de varredura vertical.

2. Em seguida, devem ser escovadas as faces internas dos dentes, também em movimentos de varredura, da gengiva para o dente.

3. Depois, devem ser escovadas as faces mastigatórias, que são a parte de cima de cada dente, com movimentos de vai-e-vem horizontais. Todos os dentes devem ser escovados, principalmente os mais ao fundo da boca.

Os antissépticos bucais devem ser usados após a escovação dos dentes?
É controversa a indicação de antissépticos bucais no dia a dia. Podem ocasionar reações adversas, como manchas nos dentes e nas restaurações.

Apesar de esses fármacos serem muito úteis em diversas áreas da odontologia, seu uso deve ser racional, ou seja, indicado somente nos casos necessários, fazendo-se um acompanhamento do paciente para observar eventuais reações adversas, bem como a efetividade do tratamento.

ATENÇÃO

Peça orientação ao dentista sobre a pasta dental a ser usada. Há diversas pastas disponíveis no mercado e algumas contêm substâncias abrasivas ou produtos branqueadores, que causam lesões nos dentes e na gengiva se não forem usadas adequadamente. É preciso orientar o adolescente quanto ao cuidado de não a ingerir.

O QUE VOCÊ DEVE SABER

A escovação da língua é importante, pois evita o acúmulo de alimentos nessa região, causando mau hálito.

Não se recomenda a escovação do "céu da boca" porque pode causar traumatismo.

ATENÇÃO

Caso o fio dental desfie ou se prenda durante o uso, deve-se consultar o dentista.

Usar o fio dental

O fio dental ajuda na higiene bucal, removendo placas e partículas de alimentos que ficam entre os dentes.

Deve ser usado diariamente. A partir dos 9 anos, a criança já pode usar o fio dental sozinha.

Como usar o fio dental?

- Enrolar o fio nos dedos do meio das duas mãos e introduzir a parte esticada entre os dentes, com cuidado para não machucar a gengiva.
- Esfregar o fio para cima e para baixo entre cada um dos dentes, de modo a remover a placa dessa região.
- Os usuários de aparelhos ortodônticos fixos não devem deixar de usar o fio dental. Para conhecer a técnica adequada, consulte o ortodontista.

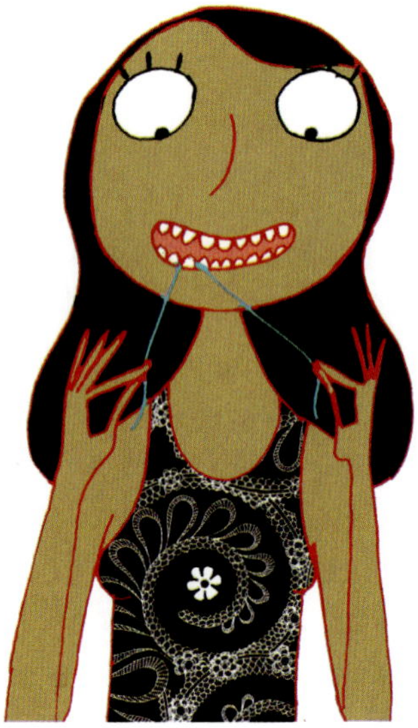

Como evitar doenças na gengiva?

- Escovar os dentes, no mínimo, três vezes ao dia, após as refeições, removendo os resíduos de alimentos da boca. Escovar também a língua.
- Usar o fio dental, removendo a placa bacteriana acumulada próximo à gengiva.

A importância do acompanhamento odontológico

A saúde bucal deve ser acompanhada a partir dos 6 a 7 meses de idade, quando se inicia o aparecimento dos primeiros dentes decíduos. Nesse momento, o dentista orienta sobre a higiene bucal, a dieta que evita o aparecimento de cáries, a importância do flúor e os cuidados necessários para uma dentição saudável.

Na adolescência, é importante dar continuidade às visitas ao dentista quando se nota a necessidade de tratamento e orientações, o que determina a quantidade de retornos necessários. As orientações dadas devem referir-se aos problemas bucais e ao autocuidado.

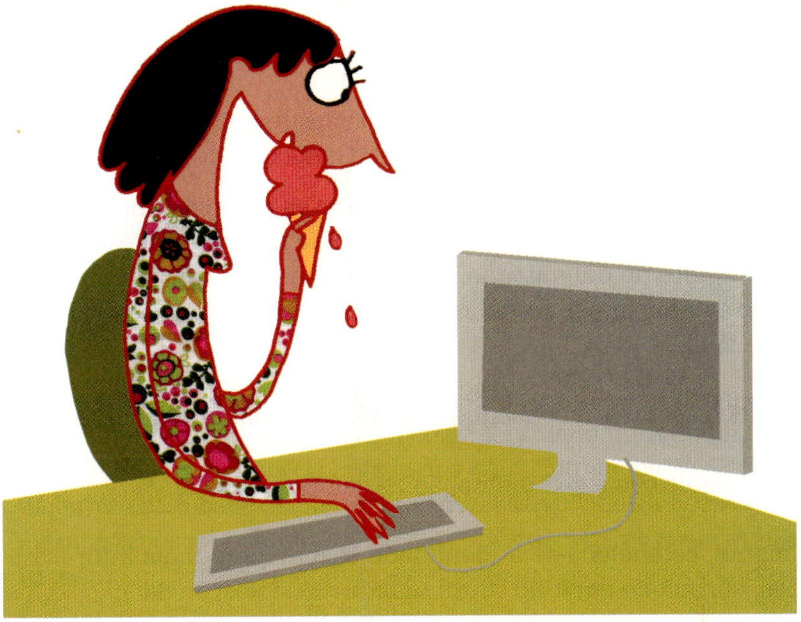

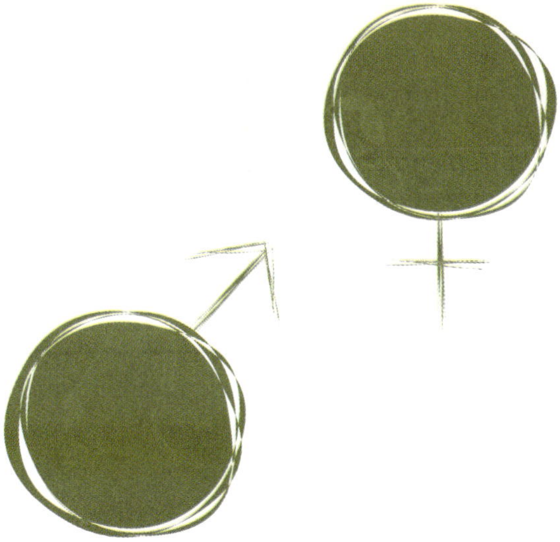

O QUE VOCÊ DEVE FAZER

É importante os pais adotarem hábitos saudáveis de higiene bucal (escovar os dentes após as refeições e usar fio dental diariamente), servindo de exemplo aos filhos.

CONSULTE O DENTISTA

O adolescente deve procurar o dentista quando apresentar:

- dores nos dentes;
- dores e inchaço nas gengivas;
- sangramento;
- barulhos diferentes ao abrir a boca;
- manchas ou formação de cavidades nos dentes;
- feridas orais;
- traumatismos;
- hábitos bucais inadequados;
- uso de *piercing* na língua ou em outros locais da cavidade oral.

Sexualidade na adolescência

ATENÇÃO

A falta de orientação adequada sobre sexualidade contribui para comportamentos de risco, que podem resultar, por exemplo, em doenças sexualmente transmissíveis e gravidez precoce não planejada. As orientações sobre sexualidade devem ser feitas de acordo com a idade e dentro de um contexto adequado.

É interessante notar que, tanto na fase de bebê como enquanto as crianças ainda são pequenas, são raros os questionamentos ou as dúvidas sobre sexualidade dirigidas aos pediatras. A partir da adolescência, essa situação muda e essa passa a ser uma das principais preocupações de pais, educadores e profissionais de saúde.

Curiosidades sobre diferenças e mudanças corporais são normais. A infância e o amadurecimento da sexualidade fazem parte do processo de desenvolvimento físico e emocional, desde a mais tenra idade.

Antigamente, os pais evitavam falar com os filhos sobre sexualidade, predominando atitudes omissas, porque se pensava que era *"melhor não tocar no assunto para não despertar o interesse"*. Hoje, sabe-se que informações distorcidas podem ser transmitidas por amigos, pessoas pouco preparadas e pela mídia. Além disso, a ausência de orientação adequada contribui para comportamentos de risco, que podem levar a consequências danosas, como doenças sexualmente transmissíveis e gravidez precoce não planejada.

Ora, se a sexualidade desenvolve-se desde o nascimento e faz parte do crescimento normal do ser humano, por que só quando surgem os primeiros sinais da puberdade as pessoas passam a enxergá-la concretamente?

O surgimento dos caracteres sexuais secundários e o estabelecimento da capacidade reprodutiva são manifestações visíveis, que sinalizam para a possibilidade de indivíduos ainda imaturos física, emocional e socialmente exercerem a sexualidade de forma precoce.

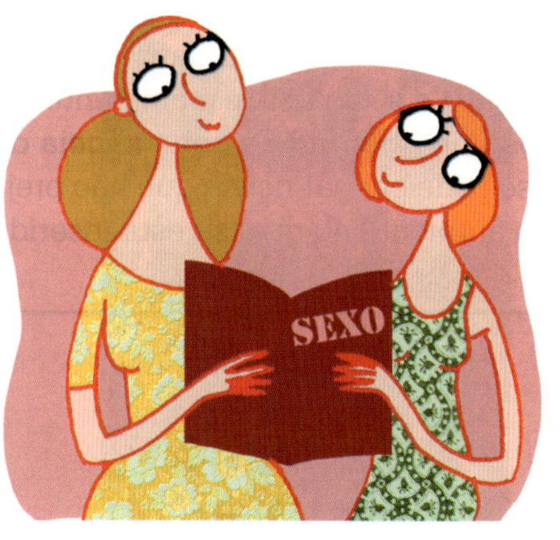

De todos os aspectos que fazem parte do desenvolvimento, a sexualidade é considerada um dos mais difíceis com que os pais têm de lidar. Quando se aborda o tema da sexualidade, devem-se levar em conta, além das dificuldades pessoais, valores pessoais e familiares, influências culturais, religiosas, tabus, preconceitos e informações inadequadas ou insuficientes.

Sexualidade como parte do processo de desenvolvimento

Como colocado anteriormente, a sexualidade desenvolve-se desde o início da vida e evolui progressivamente, conforme a idade. Dessa forma, durante as sucessivas etapas da infância, diversas zonas corporais proporcionam gratificações ao indivíduo, que estão dotadas de uma energia ligada ao prazer, denominada **libido**.

Segundo Sigmund Freud, fundador da psicanálise, essa carga energética distribui-se pelo corpo de maneiras distintas, conforme o surgimento das cinco fases do desenvolvimento sexual: oral (0 a 18 meses), anal (18/24 meses a 3 anos), fálica (3 a 5 anos), latência (de 6 a 10 anos) e genital adulta (a partir da adolescência). Cabe ressaltar que os limites entre essas fases não são rígidos e servem apenas como referência.

Todo ser humano passa por essas fases, tanto que podem ser identificadas condutas que são vestígios e/ou evidências da passagem por elas. O beijo, por exemplo, é uma manifestação da fase oral.

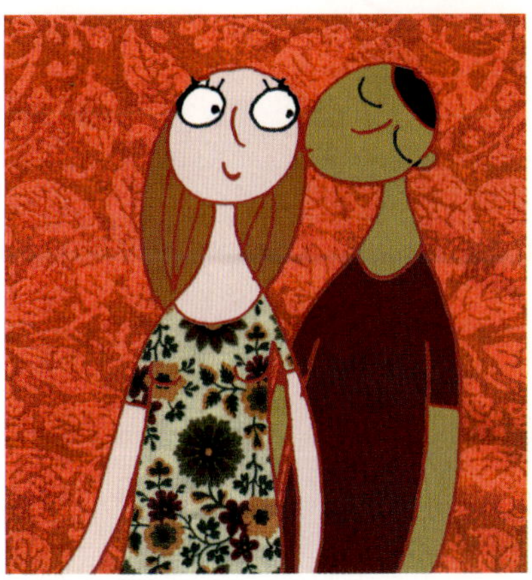

ATENÇÃO

Apesar de ser um tema de difícil abordagem, é importante que os pais conversem com seus filhos adolescentes sobre sexualidade, sempre tendo em mente as diferenças culturais, religiosas e até mesmo de "geração" que possam existir entre eles.

ATENÇÃO

Nas adolescentes, qualquer desvio no desenvolvimento das mamas, real ou imaginário, pode ocasionar sentimentos de inferioridade, perda de confiança e baixa autoestima.

Para os meninos, qualquer alteração observada nos genitais, ou até o desconhecimento da sequência normal de seu desenvolvimento, pode desencadear preocupações sem fundamento.

Por isso, é importante que os pais estejam atentos às inseguranças de seus filhos para orientá-los e levá-los ao pediatra/hebiatra para a compreensão das etapas normais do desenvolvimento. Para mais informações, consulte os capítulos "A consulta médica na adolescência" e "Crescimento e desenvolvimento na adolescência".

O QUE VOCÊ DEVE FAZER

- Não ignorar nem dar excessiva atenção à masturbação.
- Desmistificar os tabus relacionados à masturbação levantados por seu filho (p. ex., de que faz crescer pelos no rosto, aparecer espinhas, surgir mamas nos meninos etc.).

Especificidades da sexualidade na adolescência

A adolescência pode ser dividida em três etapas: **inicial** (dos 10 aos 14 anos); **intermediária ou média** (dos 14 aos 17 anos) e **tardia ou final** (dos 17 aos 20 anos). Em cada um desses períodos, ocorrem mudanças físicas, psicológicas e sociais. Apesar do desenvolvimento não obedecer a limites tão precisos, a classificação é utilizada com o objetivo de focalizar a atenção nas sequências ordenadas do desenvolvimento.

A adolescência inicial

A **adolescência inicial** distingue-se pelo aparecimento dos caracteres sexuais secundários, pela curiosidade acerca das mudanças corporais e pelas fantasias sexuais, que são comuns e podem vir acompanhadas de sentimento de culpa.

O crescimento dos seios nas meninas e o desenvolvimento dos testículos e do pênis nos meninos são as mudanças mais importantes. É nessa fase que as meninas têm a primeira menstruação e os meninos a semenarca.

A masturbação é uma manifestação que surge na adolescência e se caracteriza pela excitação sexual através da manipulação dos órgãos sexuais, principalmente o pênis e o clitóris.

Outras manifestações comuns nesta faixa etária são as relações platônicas, sem contato físico, como os telefonemas intermináveis e os longos períodos de "conversa" na internet.

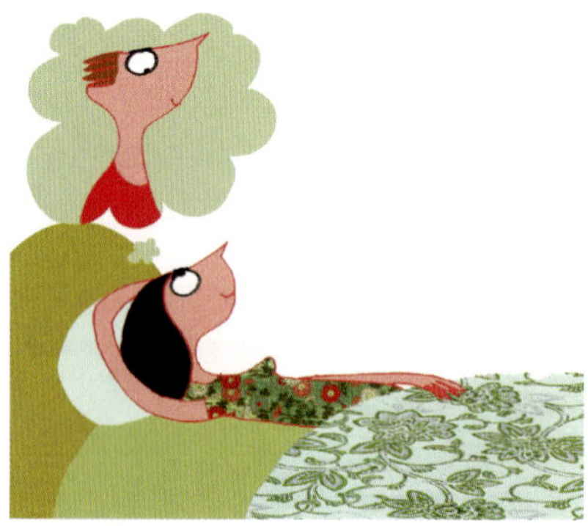

Masturbação em meninas vs. *em meninos*

Diferenças marcantes são facilmente constatadas quando se compara a masturbação em meninos e em meninas. O ato de se masturbar é reconhecidamente mais frequente nos adolescentes do sexo masculino. Considera-se que essa diversidade, além de ser ocasionada por influências socioculturais, pode ser determinada pela biologia de cada um: nos meninos, os impulsos são emergentes e eminentemente genitais; nas meninas, o desejo é difuso e associado a outros sentimentos.

A masturbação excessiva é comum nesta faixa etária?

Apesar de se saber que a normalidade não é medida numericamente, os pais devem ficar atentos a exageros, pois o adolescente pode estar tentando compensar frustrações ou descarregar tensões por meio da masturbação. Podem-se considerar situações de exagero, p. ex., quando o adolescente deixa de praticar esportes ou diminui significativamente sua rotina de exercícios físicos, isolando-se e substituindo essas atividades pela prática masturbatória.

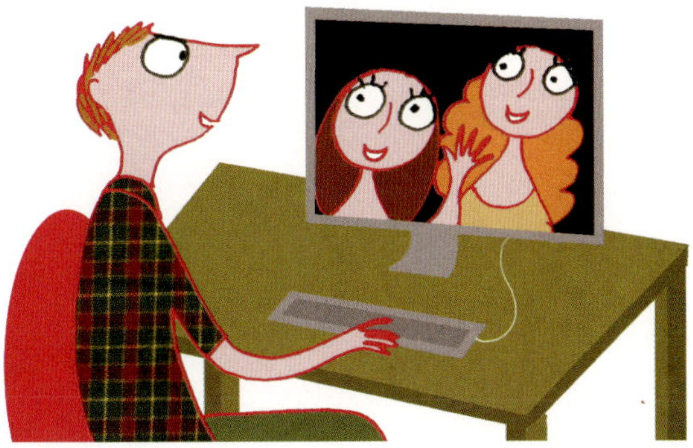

A adolescência média

Na **adolescência média**, completa-se a maturação física, a energia sexual está mais latente e o contato físico entre os adolescentes amplifica-se.

É neste período que se observa, com mais frequência, o fenômeno do **"ficar"**, definido como o **"namoro corporal sem compromisso social"**. Trata-se de um relacionamento fugaz, quando dois jovens ficam juntos em um determinado momento, sem a obrigatoriedade de assim permanecer no dia ou instante seguintes. O grau de intimidade depende normalmente do consentimento da menina e, em geral, só ocorre relação quando a garota já iniciou atividade sexual.

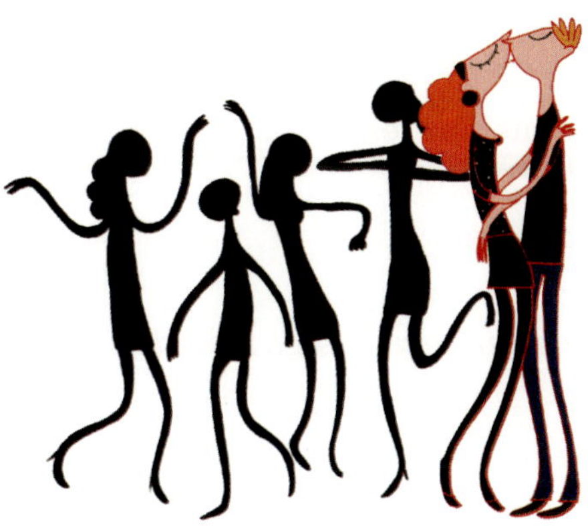

ATENÇÃO

A masturbação não é indicativa de desvio sexual nem está relacionada ao início precoce da atividade sexual. Entretanto, é necessário entender que, apesar da normalidade, sua prática deve ser direcionada para tempo e local apropriados.

CONSULTE O PEDIATRA/ HEBIATRA

Se considerar que seu filho está tendo algum comportamento incomum quanto à masturbação, p. ex., quando se transforma em um ato compulsivo e interfere na rotina de vida do adolescente, procure orientação de um pediatra/ hebiatra para saber como agir. Esse especialista precisa detectar se há interferências nas condições habituais de vida do adolescente que possam ter provocado esse tipo de comportamento. Se julgar haver necessidade, ele poderá recomendar à família um acompanhamento psicológico.

O QUE VOCÊ DEVE SABER

Quanto à relação sexual propriamente dita, sabe-se que o início tem acontecido cada vez mais cedo no mundo inteiro, o que se deve a diversos fatores:

- precocidade do amadurecimento biológico;
- revolução dos costumes;
- influência da mídia;
- modismos;
- curiosidade;
- pressão do grupo;
- dificuldade para dizer "não";
- necessidade de autoafirmação.

ATENÇÃO

Não usar ambas as camisinhas (masculina e feminina) ao mesmo tempo e nem dois modelos masculinos de uma vez, pois essas práticas aumentam a chance de ruptura.

O início da relação sexual

No Brasil, as adolescentes iniciam suas primeiras experiências sexuais entre 15 e 17 anos; e os rapazes, entre 13 e 15 anos. Observa-se uma tendência a ocorrer mais cedo nas classes sociais mais baixas.

Entre as mulheres, a primeira relação geralmente ocorre com quem elas possuem vínculo afetivo (namorado, p. ex.). Já os homens, atualmente, têm sua primeira experiência com namoradas, amigas ou parceiras eventuais.

A adolescência tardia

Na **adolescência tardia**, o comportamento sexual torna-se mais expressivo, as relações íntimas são mais desenvolvidas, predominando a escolha do parceiro baseada no afeto. Observa-se uma conscientização maior dos comportamentos de risco e da importância de proteger-se.

Métodos contraceptivos

A falta de conhecimento acerca dos métodos contraceptivos existentes é comum entre os adolescentes. Procure orientar seu filho a discutir com o médico qual o método mais adequado para ele. A seguir, estão as melhores formas de prevenção disponíveis atualmente.

Camisinha masculina e feminina

As camisinhas são os únicos contraceptivos indicados **para prevenção tanto das doenças sexualmente transmissíveis (DSTs) quanto da gravidez**.

Como utilizar?

- **Para colocar a camisinha masculina**, deve-se apertar a ponta para sair o ar e desenrolá-la sobre o corpo do pênis. Logo após a ejaculação, é importante ter o cuidado de retirar o pênis com o preservativo, evitando, assim, que, com a diminuição da ereção, possa extravasar esperma.

- **Para colocar a camisinha feminina**, deve-se segurar o anel interno e introduzi-lo na vagina, empurrando com o dedo indicador até que se sinta o colo do útero.

Qual a margem de segurança desses métodos?

O preservativo masculino evita a gravidez em até 98% dos casos. A eficácia do preservativo feminino está em torno de 97,3%.

Pílulas anticoncepcionais

- A maior parte delas é utilizada por 21 dias, com intervalo de uma semana entre o início de cada ciclo. Há algumas que devem ser utilizadas ininterruptamente, lembrando que as pílulas usadas por adolescentes devem ter baixa dosagem hormonal.

- Existem vários tipos de pílulas, com diferentes combinações hormonais e dosagens altas ou baixas. É considerado um método seguro para evitar a gravidez (98,5%) e deve ser utilizado apenas com indicação médica, sendo contraindicado em caso de trombose, neoplasia, diabete insulino-dependente, hipertensão arterial, hepatite, problemas cardiovasculares, glaucoma, entre outros.

- A pílula anticoncepcional é uma combinação de estrogênio e progesterona, cuja função é inibir o amadurecimento dos óvulos. Sem óvulos não há ovulação; sem ovulação não há fecundação e, consequentemente, não há possibilidade de gravidez.

- Os anticoncepcionais de baixa dosagem hormonal têm a mesma eficácia que os de alta dosagem quando tomados de forma correta. O que os diferencia é que os de baixa dosagem hormonal não causam muitos efeitos colaterais (p. ex., ganho de peso ou inchaço), além de reduzir o tempo do ciclo menstrual.

- O uso do método exige disciplina por parte da adolescente, já que a pílula deve ser ingerida sempre no mesmo horário, a fim de criar um hábito e evitar seu esquecimento.

- Para proteção contra as DSTs, durante a relação sexual, deve-se fazer uso também da camisinha, o que se chama de "dupla proteção".

Anticoncepcional hormonal injetável

O anticoncepcional hormonal age inibindo a ovulação. Deve ser aplicado por um profissional habilitado e sua eficácia está próxima aos outros anticoncepcionais hormonais (98,5%), quando usado sob orientação médica.

Como usar?

A primeira injeção deve ser feita entre o primeiro e o quinto dia do ciclo menstrual, seguida de aplicações a cada 30 dias. Deve-se ter atenção à data de aplicação mensal.

ATENÇÃO

A pílula deve ser ingerida sempre no mesmo horário.

A prescrição pode ser realizada pelo pediatra, pelo clínico ou pelo ginecologista que acompanha a paciente. Após o início da vida sexual, deve-se fazer consultas periódicas ao ginecologista, no mínimo, uma vez por ano.

CONSULTE O MÉDICO

É fundamental a consulta ao médico para que seja feita a escolha e o acompanhamento do uso do método preventivo.

ATENÇÃO

Em caso de adolescentes homossexuais, tanto os pais como os profissionais de saúde devem adotar uma postura de acolhimento, respeito e atenção, e isenta de discriminação.

O QUE VOCÊ DEVE SABER

Homossexualidade caracteriza-se pelo desejo sexual por indivíduos do mesmo sexo, predominante ou exclusivamente.

Em 1993, a Organização Mundial da Saúde deixou de usar o termo "homossexualismo" (que dá a ideia de doença) e adotou o termo "homossexualidade".

O interesse por indivíduos do mesmo sexo pode ser esporádico e passageiro e faz parte do processo de definição da identidade sexual.

ATENÇÃO

Lembre-se que a aceitação da homossexualidade pelo próprio jovem já é por si só conflituosa, então procure ajudá-lo com respeito e acolhimento.

Como lidar com a homossexualidade?

A homossexualidade é caracterizada pelo desejo sexual dirigido predominante ou exclusivamente para indivíduos do mesmo sexo. Essa diferenciação é importante porque, em muitas situações, o adolescente vivencia admiração por pessoas do mesmo sexo, determinada por convivência, modelo, sentimentos de afeição, senso estético ou projeção, sem que isso configure homossexualidade. Da mesma maneira, preferências por roupas ou acessórios não caracterizam homossexualidade e estão ligadas ao exercício do papel social, masculino ou feminino.

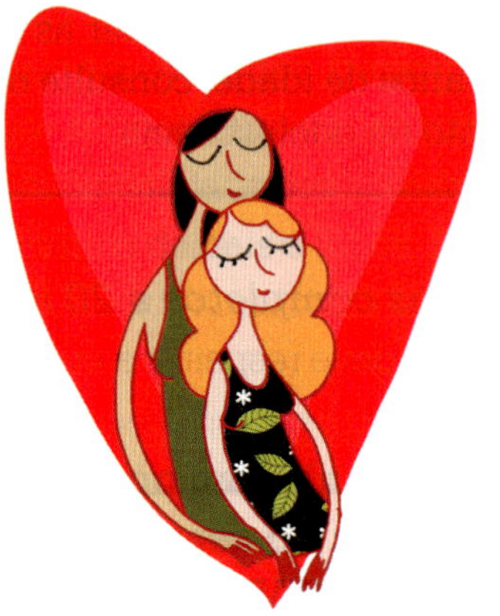

Em muitos casos, o interesse pelo mesmo sexo é passageiro e faz parte do processo de definição da identidade sexual. Por isso, nem toda relação homossexual na adolescência pressupõe homossexualidade na idade adulta. No entanto, não se pode esquecer que uma das situações mais difíceis para qualquer adolescente é reconhecer em si mesmo características homossexuais.

Finalmente, em qualquer faixa etária, é essencial que a sexualidade seja abordada de maneira global, o que pressupõe, além dos componentes biológicos, a inclusão de aspectos fundamentais relacionados ao tema, como afetividade, amor, prazer e responsabilidade.

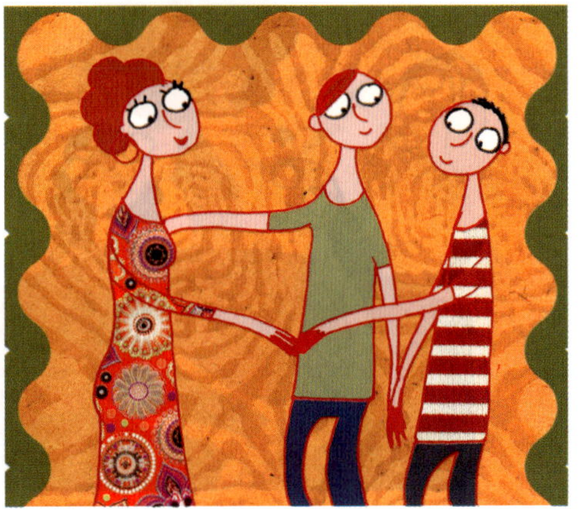

Ambiente para o adolescente

Qual é o ambiente ideal para o adolescente?

Essa pergunta tem resposta em diversas ciências, pois estão envolvidos fatores biológicos, psicológicos, sociais etc.

No entanto, o melhor ambiente é o que assegura uma **"proteção integral"** ao adolescente.

Direitos assegurados pelo Estatuto da Criança e do Adolescente

A doutrina da proteção integral embasou o Estatuto da Criança e do Adolescente – ECA (Lei n. 8069/90), que regulamentou o artigo 227 da Constituição de 1988 e substituiu a antiga lei denominada Código de Menores (Lei n. 6997/79), que tratava de "menor em situação irregular".

Para conhecer o texto integral do ECA, consulte:
http://www.planalto.gov.br/ccivil_03/leis/L8069.htm

O ECA, ao considerá-los como cidadãos de direito, trouxe importantes avanços. Garante a formulação de políticas públicas para o perfeito crescimento e desenvolvimento deles. No entanto, infelizmente, esse Estatuto ainda está longe de ter sido completamente efetivado.

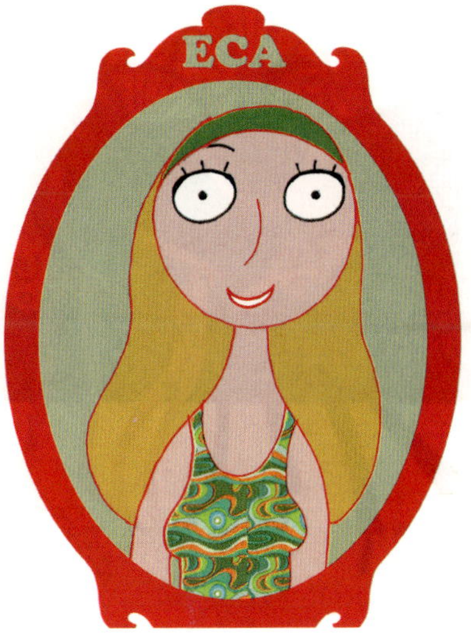

O melhor ambiente para o adolescente é o que assegura uma "proteção integral".

ATENÇÃO

É estabelecido pelo Estatuto da Criança e do Adolescente que é dever de todos zelar pela dignidade da criança e do adolescente, pondo-os a salvo de qualquer tratamento desumano, violento, aterrorizante, vexatório ou constrangedor.

O QUE VOCÊ DEVE SABER

Contribuem para a proteção integral de seu filho:

- o ECA dá ao adolescente os mesmos direitos de todos os cidadãos;
- a família deve estar aberta a entender toda a complexidade das características psicológicas do adolescente e apoiá-lo sempre que possível.

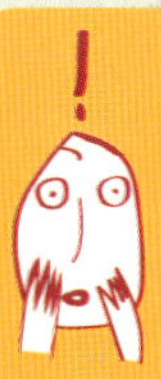

ATENÇÃO

Tem influência negativa no desempenho esportivo o uso de:

- dietas alternativas com restrições calóricas para redução de peso; ou seja, dietas que fazem perder peso, mas que trazem consequências graves ao estado nutricional;
- substâncias ergogênicas, que atletas procuram utilizar com vista à melhoria do rendimento desportivo, independentemente do treino. Incluem agentes farmacológicos e alguns nutrientes. Apesar da grande procura por atletas das mais diversas modalidades, sua eficácia não está comprovada cientificamente.

Nutrição esportiva

Uma nutrição adequada é importante para a manutenção da saúde, o desenvolvimento físico e o rendimento no esporte. Atualmente, os hábitos alimentares, por influência da mídia e pela cultura da sociedade atual, têm incluído as *fast foods*, tornando-se um grande problema para os que lidam com programas nutricionais para jovens atletas.

Além disso, os transtornos alimentares (anorexia e bulimia nervosas, compulsão alimentar etc.) também têm influência negativa no desempenho esportivo. Para mais informações, consulte o capítulo "Alimentação na adolescência".

Recomendações gerais para favorecer o bom desempenho esportivo

- **A perda do excesso de gordura corporal** melhora a eficiência biomecânica no esporte. Essa perda de gordura deve se dar por meio de alimentação balanceada prescrita por médico ou nutricionista, evitando dietas que causem deficiências de nutrientes.
- **O consumo de carboidratos** durante o exercício mantém as concentrações normais de glicose no sangue, evitando o cansaço mental.
- **O fornecimento adequado de ferro** garante o suprimento de oxigênio aos músculos. Devem-se estimular a ingestão de alimentos ricos nesse mineral (carne, verduras com folhas verde-escuras, feijão, beterraba etc.) e o acompanhamento médico, para que este solicite exames complementares laboratoriais, como hemograma, ferro sérico e ferritina.
- **A ingestão de líquidos** antes e durante os exercícios, principalmente se realizados em condições ambientais de temperatura moderada ou alta, reduz o risco de desidratação.
- **As consultas regulares ao pediatra** permitem acompanhar o estado de saúde do adolescente.
- A manutenção da quantidade de horas adequadas de **sono e descanso** entre os treinos é fundamental.

Alguns efeitos típicos nos adolescentes:

- maturação esquelética precoce com fechamento prematuro das epífises ósseas, ocasionando baixa estatura e puberdade acelerada.

Distorção da imagem corporal

Alguns usuários de anabolizantes apresentam um distúrbio de percepção da imagem corporal. Esse quadro clínico é denominado "dismorfismo muscular", "vigorexia", "bigorexia" ou "síndrome de Adonis". Apesar do enorme ganho de massa muscular corporal, o indivíduo está insatisfeito com o próprio corpo e almeja ganhar ainda mais massa.

ATENÇÃO

Pais, educadores e profissionais da saúde devem sempre questionar valores preconcebidos de nossa sociedade, enfatizando aos filhos que a prática de atividade física deve visar ao bem-estar e à saúde, e não à busca por um corpo esteticamente "ideal".

O QUE VOCÊ DEVE FAZER

- Alertar seu filho de que a prática de esportes é importante na adolescência; entretanto, demanda-se tempo para melhorar os resultados de desempenho.
- Enfatizar a importância da atividade física ordenada e supervisionada, do repouso e da alimentação orientada e adequada para que bons resultados sejam alcançados.
- Estar atento quanto aos exercícios físicos praticados pelos seus filhos, à quantidade, ao tipo de exercício, às substâncias ingeridas ou receitadas dentro das academias, às orientações recebidas dos instrutores, evitando, assim, surpresas desagradáveis.

Benefícios da prática de atividades físicas e esportes

O esporte estimula personalidades positivas, já que ensina a superar obstáculos e a aceitar as derrotas; a desenvolver o autocontrole, a disciplina e a persistência; além de estimular a cooperação com os colegas de equipe.

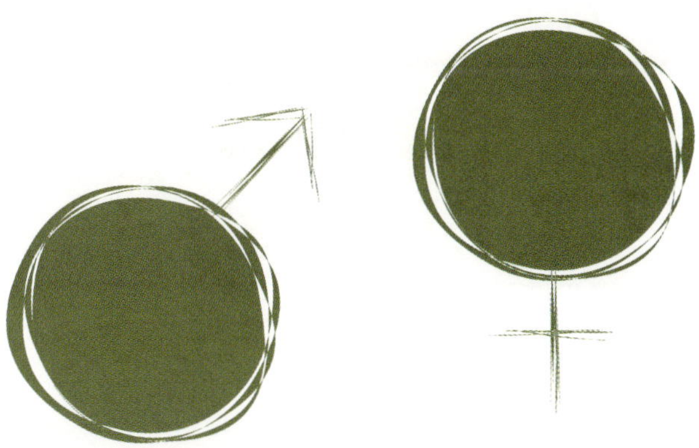

ATENÇÃO

O pediatra, a família, os educadores e a sociedade em geral devem se conscientizar da real importância do esporte para os indivíduos com necessidades especiais. Essa prática proporciona incríveis transformações na qualidade de vida desses jovens, possibilitando melhores condições de se relacionarem com o meio e de participarem de atividades em grupo. Para mais informações, consulte o capítulo "Necessidades especiais na adolescência".

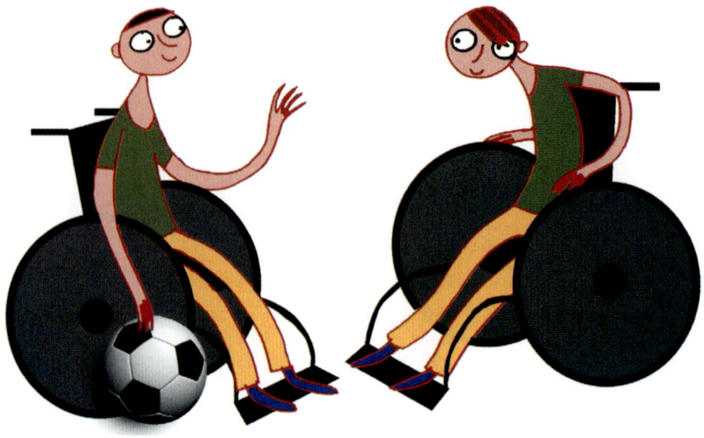

A atividade física traz vários benefícios relacionados à autoestima e à autoimagem das crianças e adolescentes, como:

- promove relacionamento em grupo;
- proporciona aprendizado social;
- estimula lideranças positivas;
- simula objetivos de vida e desafios;
- estimula a criatividade;
- reduz a ansiedade e a depressão.

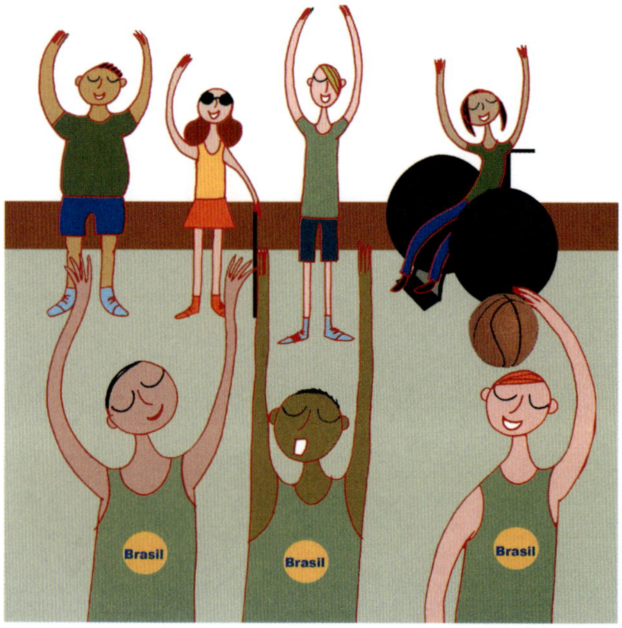

Alertas de segurança para a adolescência

O adolescente encontra-se num grau de desenvolvimento psicomotor em que o pensamento já é organizado como o do adulto. Assim, é capaz de fazer julgamentos acurados sobre perigos do dia a dia.

Essa é uma idade em que é comum se achar capaz de tudo, o que frequentemente leva o jovem a assumir riscos conscientes; isto é, ele sabe que algo é perigoso, mas acredita que sempre saberá lidar com qualquer situação.

Além disso, seu comportamento e os riscos a que se expõe são influenciados fortemente pelas pressões sociais, gerando frequentemente atitudes de desafio a regras. Nessa idade, os jovens ainda ganham mais liberdade, ficam mais tempo longe de casa e sem supervisão de adultos. Todos esses fatores tornam essencial que os pais alertem seus filhos sobre as diversas situações de risco a que podem estar sujeitos.

ATENÇÃO

- O uso de bebidas alcoólicas é mais um fator condicionante de situações de perda de controle pelo adolescente.
- Os riscos principais para o adolescente são desastres de automóvel e motocicleta, atropelamento, quedas de bicicleta, afogamento e traumatismos nos esportes. O homicídio e a intoxicação por abuso de drogas também são uma realidade palpável.

Principais alertas de segurança para os adolescentes

Algumas orientações que os pais devem dar aos filhos adolescentes:

- Todo adolescente deve ser treinado para ressuscitação cardiopulmonar básica e conhecer os telefones dos serviços de emergência médica, para que seja capaz de acionar o pronto atendimento em caso de necessidade. Os interessados devem procurar os cursos de ressuscitação dados em hospitais e centros de saúde.

- Evitar consumir bebidas alcoólicas.

- Usar o cinto de segurança no automóvel em qualquer situação. Somente adolescentes com altura superior a 1,45 m podem usar o cinto de segurança comum de adulto. Até que essa altura seja alcançada, deve-se utilizar um dispositivo adaptador de cinto e sentar-se sempre no banco traseiro do automóvel.

Para mais informações, consulte o capítulo "Condutas e situações de risco na adolescência".

- Não tentar dirigir automóveis antes dos 18 anos. Não dirigir sem habilitação.
- Preferir o transporte público aos individuais. Dessa forma, estará contribuindo para que haja menos veículos em circulação na cidade, aliviando o trânsito. Além disso, os veículos públicos normalmente circulam em velocidade mais reduzida em faixas ou linhas próprias, o que diminui a margem de risco de acidentes.
- Não andar desacompanhado na rua antes dos 11 anos.
- Ao atravessar a rua, parar, olhar para os dois lados e cruzar lentamente, observando a aproximação de veículos.
- Usar sempre o capacete adequado ao andar de bicicleta ou moto.
- Aprender a nadar. Nunca nadar sozinho ou em locais onde não haja salva-vidas.
- Manter-se afastado de armas de fogo.
- Não enfrentar estranhos em situação belicosa.
- Não usar nenhum medicamento sem a supervisão dos pais e do médico.

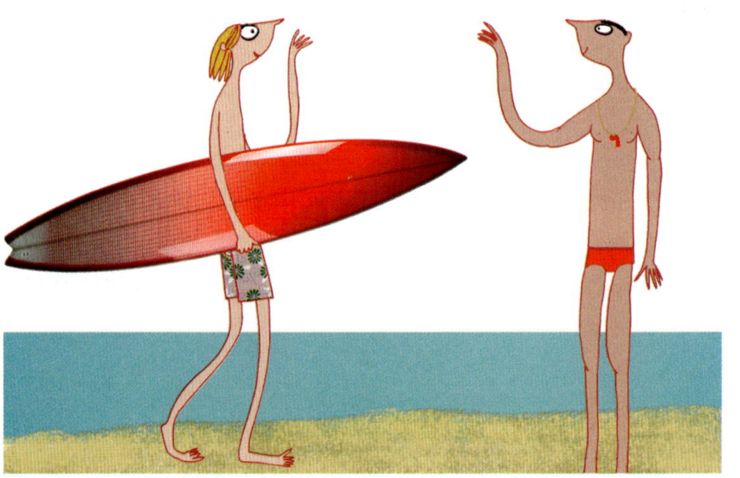

Condutas e situações de risco na adolescência

Compreende-se risco como a probabilidade elevada de ocorrer dano ou resultado indesejado diante de uma determinada situação. São fatores de risco comuns na adolescência:

- desagregação familiar;
- distúrbios emocionais e afetivos;
- depressão e ansiedade;
- distúrbios de aprendizagem e evasão escolar;
- abuso sexual;
- abandono pelos pais;
- maus-tratos;
- trabalho inadequado, em condições insalubres, sem segurança;
- trabalho em período integral, impossibilitando que se frequente a escola etc.;
- uso de drogas;
- gravidez precoce e não planejada;
- DST/aids, dentre outros.

Muitas vezes, no mesmo adolescente, podem ser identificadas várias condutas de risco, pois muitas estão associadas, como o uso de drogas e depressão e/ou ansiedade.

A saúde, antigamente era definida pelo risco aos fatores orgânicos; porém, atualmente, ele é compreendido de forma ampliada, sendo consideradas também características individuais e comportamentais, além de diversos aspectos sociais como fatores predisponentes.

Principais condutas de risco na adolescência

Abandono/evasão escolar

O abandono definitivo da atividade escolar é considerado a primeira etapa de um processo que poderá comprometer seriamente o futuro de qualquer adolescente.

"Os adultos deveriam compreender melhor que a rebeldia faz parte do processo de autonomia. Não se pode ser sem rebeldia. O problema é como dar sentido produtivo, criador, ao ato rebelde e não acabar com a rebeldia."

Paulo Freire

O QUE VOCÊ DEVE FAZER

Garantir que seu filho frequente regularmente a escola, uma atividade essencial para o desenvolvimento da socialização, da aprendizagem e porque permite a aquisição de valores humanos importantes para a formação de personalidades equilibradas e saudáveis.

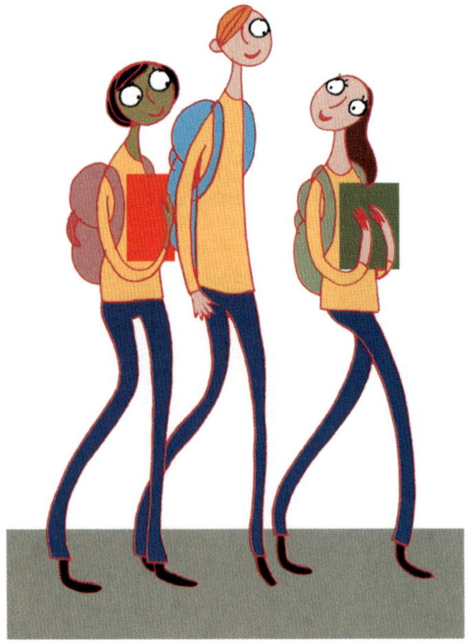

Acidentes

As taxas de morte e problemas de saúde decorrentes de acidentes são extremamente altas em todo o mundo e várias de suas causas estão relacionadas à adolescência:

- percepção diminuída dos riscos;
- ingestão de bebidas alcoólicas;
- uso de drogas;
- aumento da agressividade e impulsividade;
- comportamento de oposição à família e à sociedade;
- curiosidade e experimentação;
- pressão do grupo para assumir riscos;
- influência dos meios de comunicação;
- pouca informação sobre os aspectos preventivos.

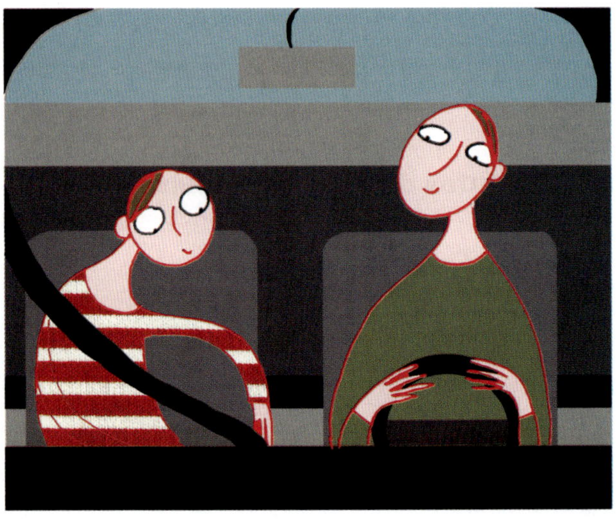

O QUE VOCÊ DEVE FAZER

- Ter uma atitude participativa e de cumplicidade com seu filho, alertando-o sobre os riscos do consumo de álcool e drogas.
- Não permitir que seu filho dirija antes dos 18 anos.
- Orientá-lo a sempre usar o cinto de segurança e sobre a importância do respeito às normas de trânsito, enfatizando que não se pode dirigir após o consumo de bebidas alcoólicas.
- Transmitir informações a respeito da mortalidade e das trágicas consequências dos acidentes.

Gravidez precoce não planejada

A gravidez na adolescência constitui um importante problema de saúde pública quando não é planejada.

Os principais fatores que contribuem para sua ocorrência são:

- experiência sexual precoce;
- baixa escolaridade;
- morar longe da família;
- histórico familiar de gravidez na adolescência;
- ausência de educação sexual;
- associação de comportamentos de risco (uso de álcool, cigarro e drogas ilícitas, por exemplo).

Desde os anos 1990, a taxa de fecundidade entre adolescentes aumentou 26%; porém, alguns dados são ainda mais preocupantes: nos últimos anos, tem-se verificado um aumento dos casos de gravidez em menores de 14 anos, com diferenças evidentes relacionadas ao nível socioeconômico – adolescentes com renda familiar menor que um salário mínimo apresentam fecundidade de 128/1.000, enquanto nas famílias de renda igual ou acima de dez salários mínimos, a taxa é de 13/1.000. Além disso, adolescentes mais jovens (menores de 12 anos) sem nenhuma escolaridade apresentam uma probabilidade muito maior de engravidar do que aquelas que frequentam a escola.

O QUE VOCÊ DEVE FAZER

- Alertar seu filho sobre os riscos e as implicações de uma gravidez não planejada em idade precoce.
- Levá-lo (a) ao médico para que receba orientação contraceptiva.
- Estimular o envolvimento em atividades educativas, esportivas, culturais e de lazer que possibilitem a construção de um projeto de vida.

Violência

A violência é compreendida como uma agressão que provoca sofrimento ou que busca desintegrar, aniquilar ou destruir. Nem toda agressividade é violênta, mas toda violência é uma manifestação de agressividade.

O QUE VOCÊ DEVE SABER

A puberdade precoce pode ser um fator predisponente para antecipar o início da atividade sexual. O corpo e os hormônios estão preparados, mas nem sempre essas mudanças vêm acompanhadas do amadurecimento emocional e da ciência dos riscos. Os pais podem ajudar procurando acompanhamento médico quando os sinais de puberdade aparecem muito cedo (por exemplo, aparecimento de mamas nas meninas antes dos 8 anos).

ATENÇÃO

A gestação precoce pode desencadear o aparecimento de outras situações de risco à saúde, por exemplo, a prematuridade do bebê. Essa consequência pode ser evitada por um pré-natal adequado, mas esse acompanhamento nem sempre está acessível à população mais carente, exatamente a que apresenta maior taxa de fecundidade.

ATENÇÃO

O peso de cada fator de proteção, assim como dos fatores de risco, é variável para cada indivíduo.

O QUE VOCÊ DEVE SABER

Dos fatores protetores descritos, consideramos relevante destacar a importância dos itens abaixo:

- educação;
- boa estrutura familiar;
- atenção, afeto e apoio emocional;
- bons hábitos alimentares;
- trabalho apropriado;
- cultivo de lazer, esporte e cultura;
- acesso a redes sociais de apoio (escola, serviços de saúde, dentre outros);
- respeito da sociedade aos direitos de cidadania do adolescente.

- **participação familiar** na vida do adolescente;
- boa **autoestima**;
- **hábitos de vida saudáveis**: frequentar a escola, ter amigos, praticar atividades físicas, artísticas, culturais, envolver-se em projetos sociais etc;
- **vínculo** com grupos de adolescentes **não consumidores**;
- **ocupação do tempo livre** com atividades esportivas, culturais, criativas e sociais.

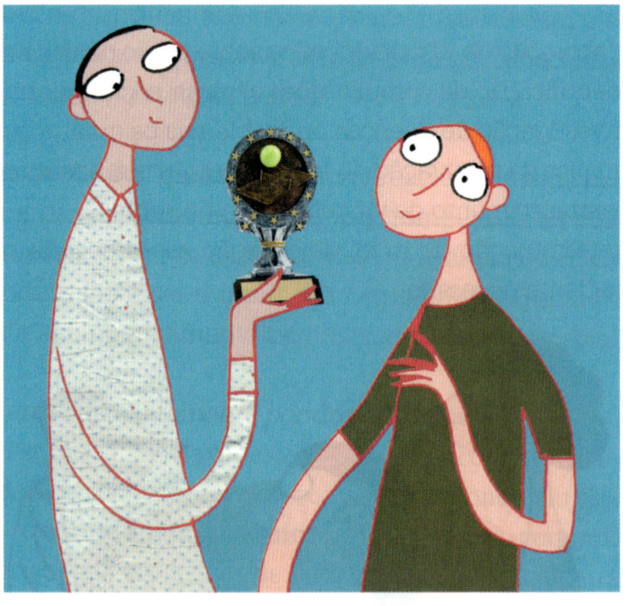

Fatores protetores aos riscos na adolescência

Contrapondo-se aos fatores de risco, existem os chamados **fatores protetores**, entendidos como recursos pessoais ou sociais que atenuam ou neutralizam o impacto do risco. Além de constituírem um mecanismo de prevenção, os fatores de proteção são reconhecidos como um instrumento de promoção à saúde e à qualidade de vida.

Na abordagem de cada uma das situações de risco na adolescência citadas anteriormente, foram sugeridas estratégias de prevenção e recomendações direcionadas para a solução dos problemas.

Necessidades especiais na adolescência

De certa forma, cada adolescente tem necessidades especiais, pois é único, com interesses, inclinações e talentos específicos. No entanto, reserva-se a expressão **necessidades especiais** para os casos em que determinadas condições (retardo mental, autismo, deficiências físicas etc.) apresentadas pelo adolescente dificultam o processo de desenvolvimento, requerendo do meio modificações facilitadoras para atender às especificidades do indivíduo.

Alguns desafios devem ser enfrentados por todo adolescente. É necessário ampliar os horizontes sociais, modificando ao mesmo tempo as relações com a família, sem que os vínculos se rompam. Além disso, é bom que se alcance a capacidade de formar uma ligação amorosa plena e madura, possibilitando a construção futura de uma nova família. Finalmente, o adolescente deve se preparar para a vida profissional, buscando realizar-se criativamente e contribuir para a sociedade.

No caso dos adolescentes com necessidades especiais, esse caminho torna-se mais árduo, exigindo um esforço conjunto dos pais, professores e profissionais de saúde no sentido de dotá-los de recursos para superar os obstáculos. Tal esforço deve se realizar sob a égide da política de inclusão social e educacional.

O que é inclusão social e educacional?

A inclusão preconiza a inserção de todos os indivíduos, não importando suas particularidades, no espaço coletivo: áreas de lazer, serviços de saúde, escolas, universidades, locais de trabalho etc. Obviamente, é importante o trabalho de profissionais e instituições de apoio que ajudem a lidar com as necessidades específicas de cada criança ou adolescente.

Crianças e adolescentes com necessidades especiais que frequentam escolas regulares desenvolvem mais plenamente habilidades sociais, comunicativas e acadêmicas. Além disso, estudantes sem

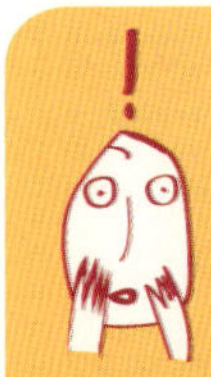

ATENÇÃO

A adolescência é uma fase de muitas mudanças e desafios.

Para os jovens com necessidades especiais, esses desafios são intensificados, por isso é extremamente importante que pais, familiares, professores e médicos estejam atentos às mudanças, a fim de apoiá-los e ajudá-los a tornarem-se independentes, tanto quanto possível.

> **ATENÇÃO**
>
> Procure reconhecer as limitações do adolescente com necessidades especiais, de forma a não o pressionar indevidamente. Ao mesmo tempo, deve-se estimulá-lo para que vença suas dificuldades, dentro do possível.

necessidades especiais que convivem com crianças e adolescentes especiais se tornam muito mais flexíveis, solidários e compreensivos.

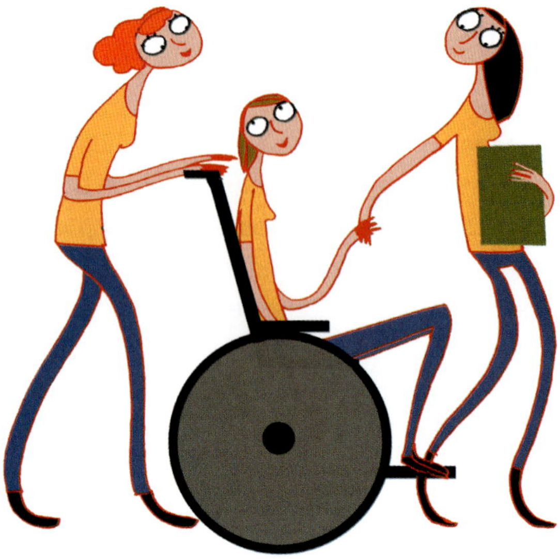

Como deve ser a escola que inclui adolescentes com necessidades especiais?

- O professor deve demonstrar afetividade, abertura ao diálogo e solidariedade.

- As turmas devem ser pequenas, para permitir que o professor dedique mais atenção às especificidades de cada aluno.

- A escola deve adaptar suas dependências para receber adolescentes com deficiências físicas (rampas de acesso, elevadores, portas largas, banheiros adaptados etc.).

- A equipe da escola deve manter contato próximo com os pais e com os profissionais que atendem o adolescente.

Adolescentes com necessidades especiais e as tarefas psicológicas dessa fase

O processo de amadurecimento impõe ao adolescente vários desafios psicológicos. Portadores de necessidades especiais podem encontrar dificuldades específicas no enfrentamento desses desafios e precisam de ajuda.

Relação com o corpo

O adolescente deve conhecer as mudanças que ocorrerão nessa fase:

- aumento da estatura;
- ganho de massa muscular;
- crescimento dos órgãos sexuais;
- surgimento dos caracteres sexuais secundários (seios e pelos púbicos nas meninas; barba, pelos púbicos e engrossamento da voz nos meninos).

O adolescente pode se sentir envergonhado e desajeitado com tantas modificações, tornando-se inseguro no convívio com os colegas.

Independência

O adolescente deve gradativamente ganhar autonomia em relação à família, podendo sair sozinho, realizar tarefas do dia a dia sem auxílio etc., dentro das possibilidades de cada indivíduo.

Adolescentes com retardo mental, autismo e outros transtornos abrangentes do desenvolvimento podem apresentar um progresso incompleto da independência, necessitando de supervisão constante.

Características do retardo mental

- Desenvolvimento incompleto ou retardado (em desacordo com a idade) da mente.
- Comprometimento global da inteligência, em seus aspectos cognitivos (capacidade mental de tomar conhecimento da realidade), de linguagem, motores e sociais.
- **Acompanhamento:** medidas pedagógicas que visem às dificuldades específicas de escolarização, bem como orientação ao jovem, aos pais, psicoterapia e medicação em alguns casos.

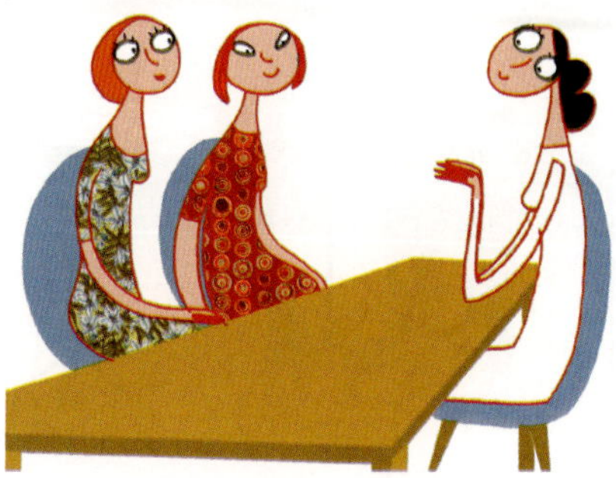

O QUE VOCÊ DEVE SABER

Adolescentes com necessidades especiais podem encontrar mais dificuldade para lidar com as modificações corporais características dessa fase, necessitando de um maior apoio da família.

O QUE VOCÊ DEVE FAZER

Muitos adolescentes com necessidades especiais carecem de auxílio para desenvolver a própria independência. Procure grupos de adolescentes com problemas semelhantes para que possam auxiliá-los a encontrar as melhores formas de lidar com as limitações de seu filho.

Graus de retardo mental

- **Retardo mental leve e moderado:** adaptação razoável à vida em sociedade.

- **Retardo mental grave:** importante comprometimento motor e dificuldades no autocuidado.

- **Retardo mental profundo:** ausência de compreensão e expressão verbais, grave restrição da mobilidade, incontinência de urina e fezes e necessidade de supervisão constante.

Características do autismo e de outros transtornos abrangentes do desenvolvimento

- Os transtornos abrangentes do desenvolvimento (autismo, síndrome de Asperger, síndrome de Rett, transtorno desintegrativo, entre outros) caracterizam-se por interações sociais perturbadas, comunicação comprometida e repertório de atividades e de interesses restrito, repetitivo e estereotipado.

- **Acompanhamento:** medidas pedagógicas, orientação aos pais, psicoterapia e medicações.

Autorregulação (sexualidade e agressividade)

O adolescente deve encontrar meios de canalizar seus impulsos sexuais e agressivos (aumentados nesta fase) para fins construtivos em termos sociais (relações amorosas estáveis, capacidade de expressar a própria vontade de maneira adequada etc.).

Adolescentes com retardo mental podem ter dificuldades de controlar os impulsos sexuais e agressivos, necessitando do auxílio de pessoas empáticas (não necessariamente profissionais).

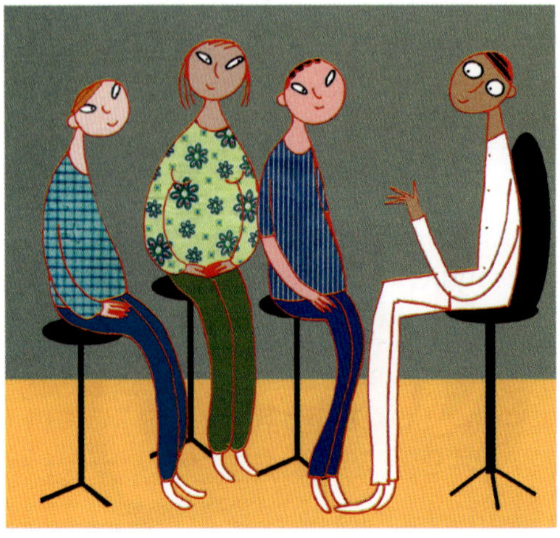

Autocuidado

O adolescente que tenha capacidade para isto deve assumir o cuidado de si mesmo, anteriormente realizado pelos pais.

Adolescentes com retardo mental grave ou profundo, autismo e outros transtornos abrangentes do desenvolvimento podem continuar necessitando do cuidado dos adultos.

ATENÇÃO

Adolescentes com doenças crônicas ou deficiências físicas podem apresentar resistência ao autocuidado como forma de protesto em relação a sentimentos de perda da autonomia.

Por isso, procure incentivar o adolescente a assumir, dentro do possível, o gerenciamento da própria vida, como maneira de consolidar sua autonomia e responsabilidade.

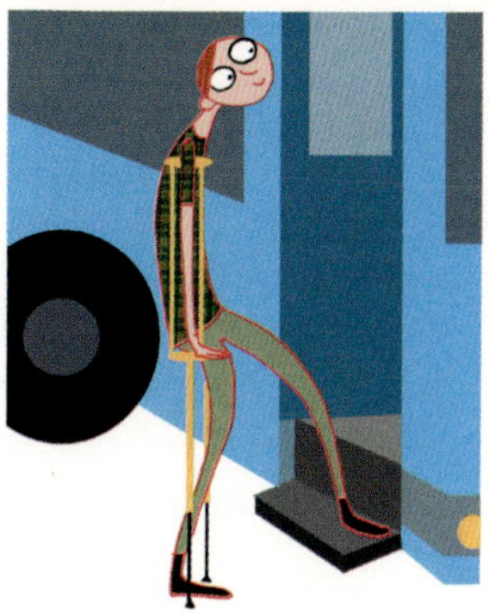

Ampliação das relações sociais

O adolescente deve ampliar sua esfera de relacionamentos rumo ao estabelecimento de vínculos amorosos e de amizade fora do âmbito familiar.

O QUE VOCÊ DEVE SABER

- Adolescentes com retardo mental podem apresentar problemas de socialização.
- Adolescentes com transtorno abrangente do desenvolvimento têm dificuldade de compreender os sentimentos e as visões de mundo de outros indivíduos.
- Comumente, adolescentes com transtorno abrangente do desenvolvimento apresentam um apego rígido à rotina, apresentando resistência e ansiedade diante de situações novas. Esses dois fatores podem perturbar a interação com outros adolescentes.

ATENÇÃO

Compreenda e apoie o adolescente nas suas limitações, sem o infantilizar. Ao mesmo tempo, estimule-o a assumir gradualmente o autocuidado, dentro de suas possibilidades.

O QUE VOCÊ DEVE FAZER

- Procurar aumentar a aceitação e o interesse do adolescente a situações novas e ajudá-lo na interação com o grupo.
- Incentivar o envolvimento de seu filho nos esportes ou em outras atividades físicas e artísticas, porque além de beneficiar a saúde física e mental do adolescente, favorece a socialização e aumenta a autoestima. Muitas modalidades esportivas como natação, basquete, vôlei, atletismo, tênis, futebol, dentre outras, já estão adaptadas, até mesmo para a prática competitiva de esportistas com necessidades especiais.

ATENÇÃO

Muitos adolescentes com doenças crônicas e deficiências físicas podem buscar o isolamento por apresentarem sentimentos de inferioridade. A deficiência auditiva, por exemplo, pode criar dificuldades de comunicação e isolamento.

Nessas situações procure incentivar e facilitar o convívio com outros adolescentes, por meio de intervenção direta (promover encontros, intermediar a comunicação etc.). Devem-se ainda estimular formas de expressão alternativa (atividades artísticas, esportes etc.).

O QUE VOCÊ DEVE SABER

A afirmação da identidade pode se manifestar por meio do negativismo e da oposição aos adultos, o que pode comprometer os tratamentos e as intervenções facilitadoras proporcionados aos adolescentes com necessidades especiais.

Consolidação da identidade e da autoestima

O adolescente deve estabelecer uma identidade própria, criando sua maneira individual de ver o mundo, seus valores, seus objetivos etc. Deve ainda avaliar a si mesmo de forma objetiva para que possa compreender-se, respeitar-se e, dessa forma, sentir-se bem.

ATENÇÃO

Adolescentes com necessidades especiais podem apresentar baixa autoestima, sentindo-se incapazes e inferiores em relação a outros adolescentes. É comum o medo da rejeição, por isso, procure incentivar as qualidades do adolescente e ajudá-lo a encontrar formas de lidar objetivamente com as suas limitações.

O QUE VOCÊ DEVE FAZER

Auxiliar o adolescente a perceber que assumir o tratamento é um modo de afirmar a própria identidade.

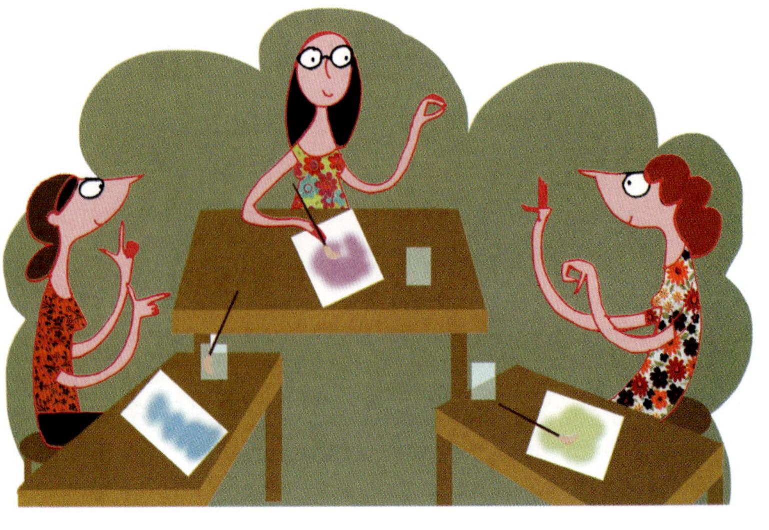

Encaminhamento profissional

É na adolescência que se inicia o caminho em direção ao estabelecimento de uma identidade profissional.

O QUE VOCÊ DEVE SABER

- Alguns adolescentes com deficiência mental, autismo ou outros transtornos abrangentes do desenvolvimento não conseguem se realizar em uma profissão regular. No entanto, é possível envolvê-los em atividades que posam beneficiá-los (artes plásticas, teatro, dança, música, esportes, trabalhos manuais etc.), que devem ser buscadas ativamente.

- Adolescentes com doenças crônicas ou deficiências físicas podem encontrar problemas em realizar concretamente sua vida profissional, porque, muitas vezes, os locais de estudo e de trabalho não estão estruturalmente preparados para recebê-los.

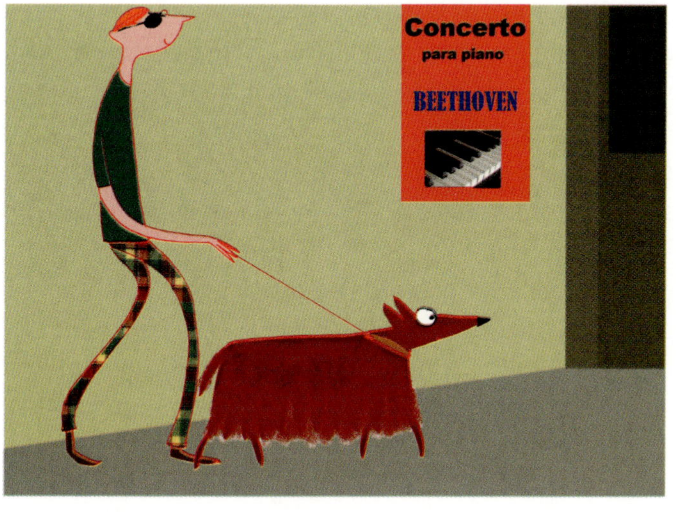

Como lidar com o preconceito

Algumas pessoas têm a tendência a rejeitar, temer ou mesmo odiar pessoas que apresentem características diferentes das suas: hábitos, formas de pensar, religiões, aspectos físicos, entre outras. É o chamado preconceito, que pode levar a inúmeras formas de discriminação.

Uma característica básica desse processo é a desumanização da vítima pelo discriminador. O preconceito, uma espécie de "doença do espírito", somente pode ser eliminado por meio da empatia, da compaixão e do esclarecimento.

O QUE VOCÊ DEVE FAZER

Incentivar, apoiar e mover ações políticas e sociais para adequar os locais de estudo e de trabalho aos portadores de necessidades especiais, bem como os lugares públicos e privados onde igualmente ocorre a socialização do adolescente (praças, calçadas, bibliotecas, bares, restaurantes, shoppings, teatros, cinemas e outros espaços culturais e de lazer).

CURIOSIDADE

Segundo o dicionário *Houaiss da língua portuguesa*, preconceito significa opinião ou julgamento concedido sem fundamento justo ou conhecimento suficiente.

Deve-se priorizar uma ação que imponha limites ao comportamento discriminatório e, ao mesmo tempo, procurar curar o preconceito por meio do estabelecimento de laços de empatia terá um alcance efetivo muito mais amplo.

Bullying

É um fenômeno relativamente comum em escolas, universidades e ambientes de trabalho, em que um indivíduo ou grupo de indivíduos é escolhido como alvo de brincadeiras constrangedoras, agressões verbais e físicas, ridicularização etc. Podem haver consequências graves, como sequelas psicológicas, lesões físicas, suicídio, homicídio etc.

Se seu filho foi vítima de preconceito ou *bullying*:

- procure entender objetivamente a situação, sem se deixar levar pelo ódio;
- busque um diálogo calmo e amistoso com quem o discriminou, a fim de despertar a empatia e a compreensão dele;
- no caso de atos discriminatórios mais graves, procure as instituições sociais competentes (direção da escola, instâncias judiciais etc.);
- aproveite a ocasião para propor uma discussão mais ampla sobre o tema (por exemplo, palestras na escola, no clube ou no condomínio sobre preconceito, *bullying*, transtornos mentais etc.).

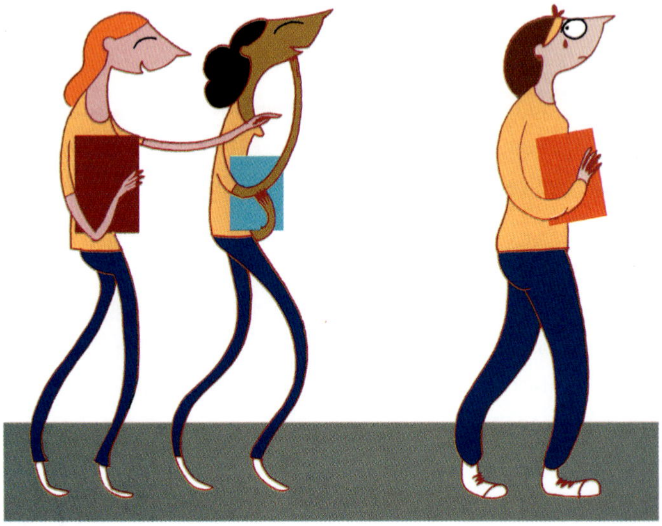

CURIOSIDADE

Para saber mais, a Sociedade Brasileira de Pediatria recomenda a leitura do livro *Compreendendo seu filho deficiente*, de Valerie Sinason (Ed. Imago, 1993).

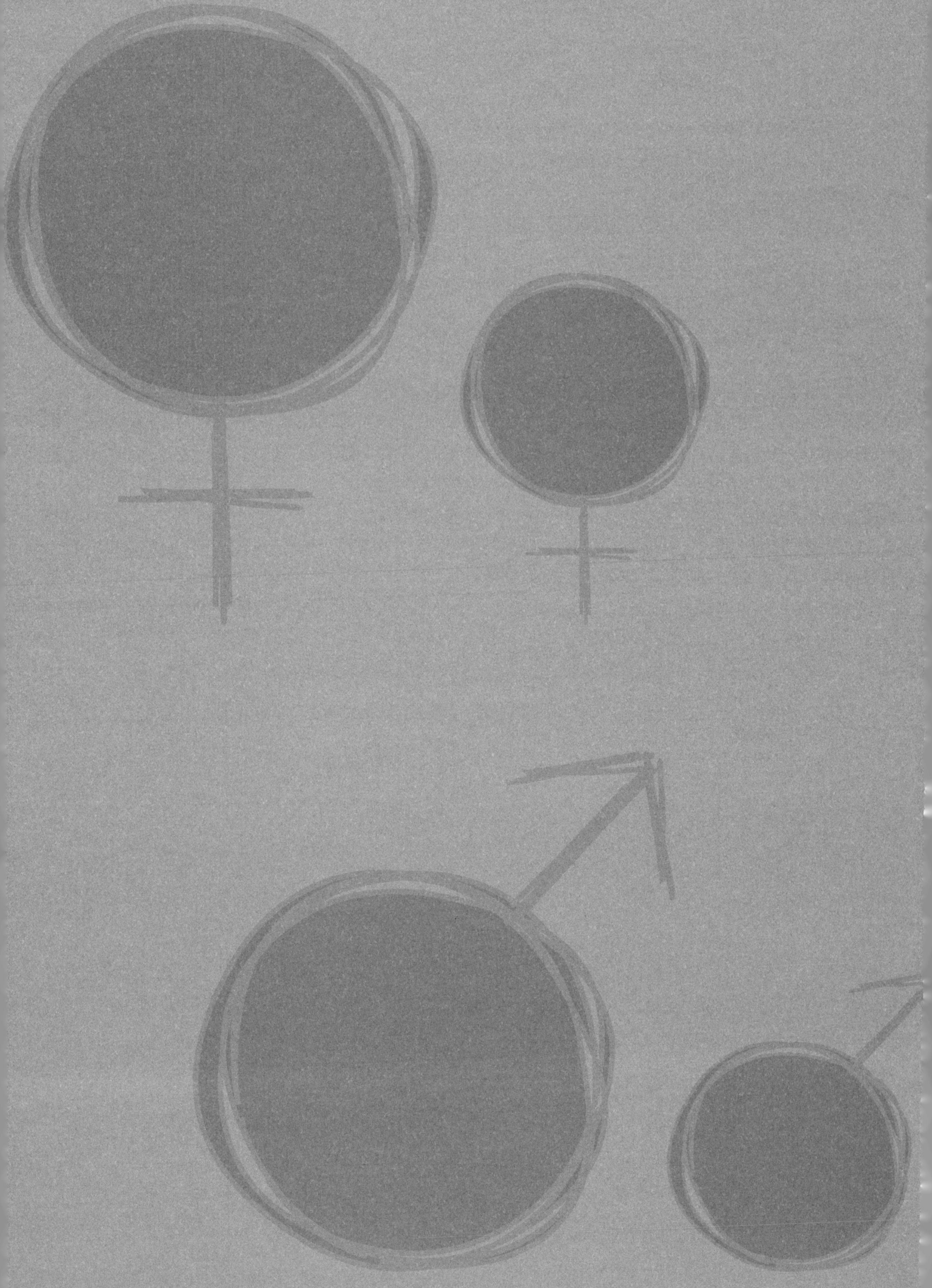